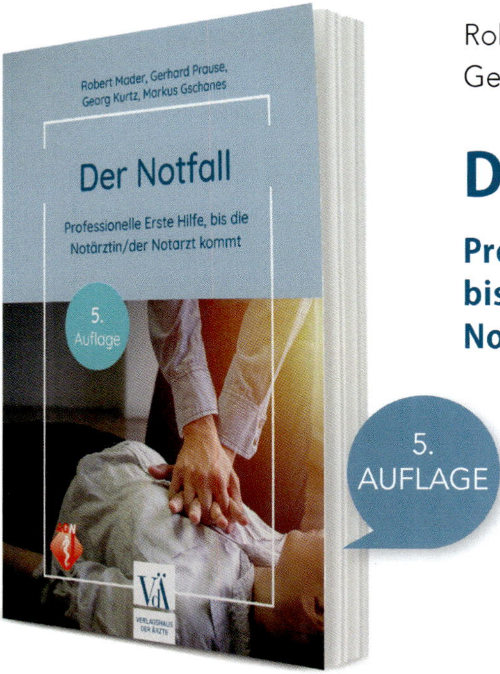

Robert Mader, Gerhard Prause,
Georg Kurtz, Markus Gschanes

Der Notfall

Professionelle Erste Hilfe, bis die Notärztin/der Notarzt kommt

AF850646

ISBN 978-3-99052-295-0, 128 Seiten,
Format 16,5 x 23,5 cm, € 21,90

Niedergelassene Ärztinnen und Ärzte erleben in ihren Praxen oder bei Hausbesuchen nur sehr selten tatsächliche, lebensbedrohliche Notfälle, entsprechend verfügen sie im Falle des Falles oft über wenig Routine.
Dieses sehr kompakte und übersichtliche Nachschlagewerk erfahrener Notärzte bietet genau für diesen Fall alle relevanten Erstinformationen, die für das Überleben von Patientinnen und Patienten elementar sein können, bis professionelle notärztliche Hilfe vor Ort ist.
Neben allgemeinen Notfällen werden auch einige spezielle und in der Praxis häufiger vorkommende Fälle behandelt, etwa bei Patienten mit bestimmten Vorerkrankungen und auch bei Kindern.
Eine Aufstellung für einem perfekt ausgestatteten Notfallkoffer nach aktuellen Richtlinien rundet dieses unentbehrliche Werk ab.

Verlagshaus der Ärzte GmbH
Nibelungengasse 13, 1010 Wien
office@aerzteverlagshaus.at
www.aerzteverlagshaus.at/shop/

VERLAGSHAUS DER ÄRZTE

EbM-Guidelines für Allgemeinmedizin

Evidenzbasierte Medizin für Klinik & Praxis

EbM-Guidelines – Online-Version

Kostenloser dreimonatiger Online-Zugang

Aktivierungscode: 1365U536BVIM

Nutzen Sie den kostenlosen und unverbindlichen Zugang zur Online-Version der EbM-Guidelines und überzeugen Sie sich von deren Mehrwert (Aktualität, Umfang, Multimedia).

Und so aktivieren Sie Ihr Abo:

1. Gehen Sie auf die Internetseite www.ebm-guidelines.at.
2. Wählen Sie den Menüpunkt AKTIVIERUNGSCODE.
3. Geben Sie den Aktivierungscode ein und beachten Sie dabei den Unterschied zwischen O (Buchstabe) und 0 (Zahl).
4. Geben Sie anschließend ihre persönlichen Daten ein und legen Sie einen Usernamen und ein Passwort für die Anmeldung im System fest.
5. Die Online-Version steht Ihnen danach sofort von jedem Internetzugang aus zur Verfügung.

Halten Sie bitte Ihr Passwort geheim und geben Sie es nicht weiter. Der Aktivierungscode braucht nur einmal eingegeben zu werden. Ihr kostenloses Abonnement ist für drei Monate gültig und endet danach automatisch. Ihnen entstehen keine weiteren Verpflichtungen. Die Allgemeinen Geschäftsbedingungen können Sie unter www.ebm-guidelines.at abrufen. Bei technischen Problemen mit der Aktivierung wenden Sie sich bitte per Mail an: support@ebm-guidelines.at

Viele nützliche Informationen für die Behandlung Ihrer Patienten wünscht Ihnen ihr

VdÄ | VERLAGSHAUS DER ÄRZTE

Verlagshaus der Ärzte GmbH
Nibelungengasse 13
1010 Wien
www.aerzteverlagshaus.at

Ehrhardt-Felkl (Hg.): Meine eigene Praxis

Bettina Ehrhardt-Felkl (Hg.)

Meine eigene Praxis

Richtig starten als Hausärztin/Hausarzt

VdÄ VERLAGSHAUS DER ÄRZTE

Impressum

© Verlagshaus der Ärzte GmbH, Nibelungengasse 13, 1010 Wien, Österreich
www.aerzteverlagshaus.at
1. Auflage 2023

Das Werk ist urheberrechtlich geschützt. Die dadurch begründeten Rechte, insbesondere das der Übersetzung, des Nachdrucks, der Entnahme von Abbildungen, der Funksendung, der Wiedergabe auf fotomechanischem oder ähnlichem Wege und der Speicherung in Datenverarbeitungsanlagen, bleiben, auch bei nur auszugsweiser Verwendung, vorbehalten.
Geschützte Warennamen (Warenzeichen) werden im Buch nicht besonders kenntlich gemacht. Aus dem Fehlen eines solchen Hinweises kann aber nicht geschlossen werden, dass es sich um einen freien Warennamen handelt.

ISBN 978-3-99052-294-3
Umschlag: Verlagshaus der Ärzte
Umschlagfotos: getty images (AJ Watt, nortonsx, BartekSzewczyk, mixetto)
Grafik: Christine Dobretsberger, Wien, lineart.at
Projektbetreuung: Hagen Schaub
Druck & Bindung: 2im Press s.r.o., 83104 Bratislava
Printed in Slovakia

Sämtliche Angaben in diesem Buch erfolgen trotz sorgfältiger Bearbeitung und Kontrolle ohne Gewähr und müssen vom jeweiligen Anwender/von der jeweiligen Anwenderin im Einzelfall anhand anderer Literaturstellen auf ihre Richtigkeit überprüft werden. Eine Haftung der Herausgeberin bzw. der Autorinnen und Autoren oder des Verlags aus dem Inhalt dieses Werks ist ausgeschlossen.

Dieses Buch wurde mit den Schriften Futura und Chaparral Pro gesetzt.

Vorwort

Liebe Kolleginnen, liebe Kollegen!

Gleich vorweg: Dieses Buch ist aus der Idee heraus entstanden, jungen Kolleginnen und Kollegen, die sich als Hausärztin bzw. Hausarzt niederlassen möchten, eine Art Anleitung und fundierte Informationen aus der Praxis an die Hand zu geben.

Aus politischer Sicht soll es ganz allgemein auch dazu dienen, den Berufsstand der Hausärztin/des Hausarztes zu stärken und die Bereitschaft zur Niederlassung zu begünstigen bzw. zu fördern. Zumal diese derzeit leider eher rückläufig ist.

Wünschenswert ist es natürlich, aus geopolitischen Gründen die Versorgung durch die Hausärztin/den Hausarzt in der Nähe des Wohnortes der Patientin/des Patienten zu erhalten und auszubauen. Nur dadurch ist es gewährleistet, Patientinnen und Patienten in jedem Alter rasch und nach ihren Bedürfnissen zu versorgen.

Ich weiß noch ganz genau, wie es mir ergangen ist, als ich mich 1996 als junge Hausärztin mit allen Kassen in 1030 Wien niederließ. Nach einer sehr intensiven Wohnungsumbauphase in einem Altbau, wo sehr viele Modernisierungen notwendig waren, startete ich mit viel Elan und Optimismus in meine neue Tätigkeit. Ich war ehrlich berührt und voller Hoffnung und Begeisterung, mit 33 Jahren, nach der Ausbildung und einem Aufenthalt in Kalifornien, nun eben als Ärztin selbstständig tätig sein zu können.

Was ich nicht wissen konnte: Es war nicht so einfach, eine Praxis, die zudem eine Neugründung war, aufzubauen, noch dazu im innerstädtischen Raum. Es gab zu dieser Zeit in meinem Viertel kaum Bevölkerungszuzug, die Ordination lag in einem ohnehin eher dünn besiedelten Altbaugebiet. Gebaut wurde damals vor allem in den schnell wachsenden Stadtrandgebieten, wie z.B. in 1220 Wien, in Wien Mitte nahm der Bevölkerungsanteil hingegen nicht zu.

Was aber mein größtes Problem war: Ich hatte von einer Selbstständigkeit keinerlei Ahnung und war komplett auf externe Beratungen angewiesen. Die natürlich auch meine diesbezüglichen Schwächen sofort erkannten und je nachdem damit umgegangen sind ...

Das war die wirklich große Herausforderung!

Den jungen Kolleginnen und Kollegen heute möchte ich diese Erfahrung gerne ersparen. Sie bekommen mit diesem Buch solides Basiswissen vermittelt, das neben wichtigen fachlichen Informationen auch Erfahrungswissen vieler älterer Kolleginnen und Kollegen umfasst, um so schon mit den ersten Schritten in die Selbstständigkeit wesentlich kompetenter auftreten zu können als ich damals.

Dankenswerterweise haben sich viele Menschen mit langer Berufserfahrung in den verschiedensten Bereichen bereit erklärt, mein Anliegen mit Fachbeiträgen zu unterstützen, um Ihnen, liebe Kolleginnen und Kollegen, viele Fehler zu ersparen und Ihnen schon vor der Eröffnung einer eigenen Ordination das dafür notwendige Wissen und die unverzichtbare Fachinformation zu vermitteln.

Das ist der eigentliche Zweck dieses Buchs. Daher halte ich es auch für unverzichtbar, dessen Inhalt schon in der Phase der Entscheidung, ob Sie sich als Ärztin oder Arzt selbständig machen wollen, zu kennen.

So haben Sie eine Grundlage, um mit vielen Situationen und Problemstellungen, die Ihnen vor der Eröffnung und während Ihrer ersten Tätigkeit begegnen werden, professionell umgehen zu können.

Sei es die Umbau- oder Ausbauphase der Ordination, die erste Steuererklärung oder das unverzichtbare Gespräch mit Ihrer Hausbank, das Thema Marketing oder Personalentwicklung und -suche, Sie bekommen zu all diesen und vielen weiteren Bereichen kompetente Erstinformation. Und Sie halten somit ein Buch in Händen, das Ihnen in dieser für Sie neuen, spannenden und einzigartigen Lebensphase ein treuer Begleiter sein wird.

Zusätzlich finden Sie sehr wertvolle Beiträge von älteren Kolleginnen und Kollegen, die aus Ihrer persönlichen Sicht als Hausärztin bzw. Hausarzt sehr praxisrelevante Tipps enthalten. Das empfinde ich als besonders wertvoll, da es authentisch und ehrlich ist. Ergänzend schreiben junge Kolleginnen und Kollegen über ihre Erfahrungen mit der aktuellen Situation der Niederlassung. Dadurch erhält das Buch eine besondere Note, die über reine Fachinformation hinausgeht.

Natürlich ist auch die Ärztekammer sehr daran interessiert, Ihnen liebe Kolleginnen und Kollegen, bei Ihrem so wichtigen Schritt in die Praxis zu helfen. Sei es durch Referate in der Kammer oder mit Praxisgründungsseminaren. Unser Buch sieht sich hier als Ergänzung, die das Angebot erweitert und abrundet, es dient aber auch der Wissensgrundlage und sicher auch als Nachschlagewerk. An dieser Stelle darf ich mich beim Ärztekunstverein sehr herzlich bedanken, der für dieses Buch zahlreiche Werke zur Illustrierung zur Verfügung gestellt hat.

Und nun wünsche ich Ihnen viel Freude beim Lesen, beim Nachschlagen und vor allem bei der Gründung und Entwicklung Ihrer ganz persönlichen Praxis als Hausärztin bzw. Hausarzt. Ich freue mich persönlich unglaublich, gemeinsam mit den Autorinnen und Autoren dieses Buches, hierzu einen so wichtigen Beitrag leisten zu dürfen.

Mit besten kollegialen und sehr herzlichen Grüßen

Ihre
Dr. Bettina Ehrhardt-Felkl
Herausgeberin

Inhalt

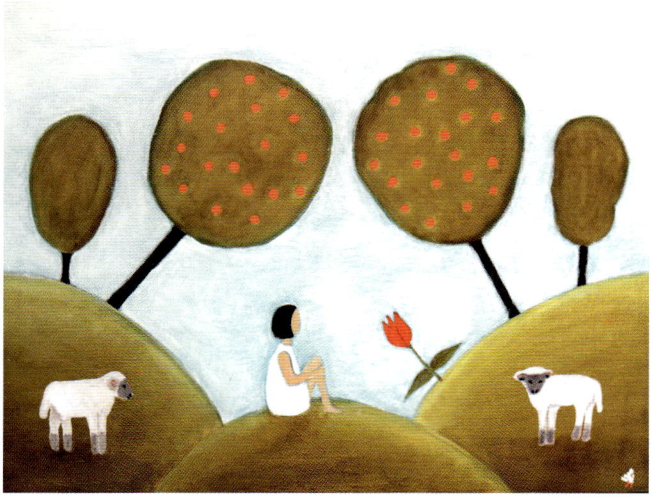

Sabina Fudulakos

„Waiting for the storm", 2020
Öl auf Holzkörper
30 x 40 cm

Herausforderung Niederlassung am Land

Artur Wechselberger
Beruf Landarzt/Landärztin

Beruf Landarzt/Landärztin

Artur Wechselberger

Ginge es nach Romanfiguren, Filmen und Fernsehserien, die die landärztliche Tätigkeit mit einem romantischen Flair umweben, sollte es eigentlich keine Nachwuchsprobleme für außerstädtische Arztpraxen geben. Doch die Fiktion der künstlerischen Darstellung hält in der Regel der Realität eines anstrengenden, fachlich wie menschlich herausfordernden Berufsalltags nicht stand. Wenn auch Landarztstelle nicht gleich Landarztstelle ist und die Arbeit in einem zentralraumnahen Dorf, eingebettet in ein gut ausgebautes medizinisches Versorgungsnetzwerk, nicht mit entlegenen Landarztstellen vergleichbar ist, gibt es dennoch einige Kriterien, die für den Beruf des Landarztes bzw. der Landärztin typisch und kennzeichnend sind.

Nach der Definition der Österreichischen Ärztekammer werden jene Ärztinnen und Ärzte als Landärzte bzw. -ärztinnen bezeichnet, die als Allgemeinmedizinerinnen und Allgemeinmediziner mit einem Vertrag zur Österreichischen Gesundheitskasse in Gemeinden mit bis zu 3.000 Einwohnerinnen und Einwohnern oder in einem Ort mit maximal zwei Kassen-Allgemeinmedizinern/-Allgemeinmedizinerinnen eine Ordination betreiben. Zu den Landärztinnen und Landärzten muss man, unabhängig von einer kassenärztlichen Tätigkeit, auch die Wahlärztinnen und Wahlärzte zählen, die sich in solchen Orten niedergelassen haben und die kassenärztliche Primärversorgung unterstützen.

Beide Gruppen sind für die hausärztliche Versorgung verantwortlich. Meist nicht nur als Basisversorger und -versorgerinnen während definierter Ordinationszeiten. Schließlich gilt es oft, ob der spärlich gesäten Facharztpraxen, Aufgaben zu übernehmen, die in großen Gemeinden und Städten zur fachärztlichen Domäne gehören. Zudem obliegt auch die medizinische Notversorgung, vielerorts rund um die Uhr, den Primärversorgerinnen und Primärversorgern der Landgemeinden.

Im Aufgabenbereich unterscheiden sie sich oft stark von ihren Kolleginnen und Kollegen, die in Krankenhausnähe, eingebettet in ein breites fachärztliches Versorgungsnetz, tätig sind. Die große Entfernung zur fachärztlichen Versorgung, aber auch zu anderen Primärversorgern charakterisiert das ärztliche Berufsbild am Land. Daran orientiert sich auch das allgemeinmedizinische Leistungsangebot.

Notfallmedizinische Einsätze, geplantes wie auch ungeplantes Tätigwerden außerhalb der offiziellen Ordinationszeiten, eine überdurchschnittlich ausgestattete Arztpraxis und ein praktisch die gesamte Medizin umfassendes Leistungsspektrum stellen hohe fachliche und menschliche Anforderungen an die Landärzteschaft. Eine Perspektive, die viele junge Kolleginnen und Kollegen allein schon aus fachlichen Gründen davon abhält, einen entlegenen Praxissitz zu wählen. Schließlich bedeutet die Niederlassung am Land oft auch, viele Dinge zu erlernen, die in der Turnusausbildung im Krankenhaus nicht vermittelt wurden – nicht vermittelt werden konnten, da das Setting der ärztlichen Versorgung entlegener Gebiete weder in der Ambulanz noch im stationären Bereich einer Krankenanstalt abbildbar ist.

„Von der Wiege bis zur Bahre" spannt sich die Landmedizin. Viele Aufgaben, die im Krankenhaus fachärztliche Domäne einschlägiger Spezialisten und Spezialistinnen sind, müssen am Land von der Hausärztin und vom Hausarzt erfüllt werden, bisweilen auch erst nach „Learning by doing", unterstützt durch entsprechende Zusatzausbildungen. Nicht nur weil solche Aufgaben eben anfallen, sondern weil die Landbevölkerung auch erwartet, dass ihre Ärztin oder ihr Arzt die Behandlung übernehmen kann und ihr somit weite Wege zur nächsten fachärztlichen Versorgungsmöglichkeit oder ins entfernt liegende Krankenhaus erspart. Es würde auf Unverständnis stoßen, wenn man wegen einer kleinen Rissquetschwunde in die Krankenhausambulanz geschickt würde oder man sich zur Mutter-Kind-Pass-Untersuchung einen fachärztlichen Termin organisieren müsste.

Nachdem gerade am Land die öffentlichen Verkehrsmittel nicht mit der Frequenz im städtischen Bereich mithalten können, das familiäre Auto zum beruflichen Pendeln in die Stadt verwendet wird und Alten- und Pflegeheime betreut werden müssen, steht oft ein umfangreiches Hausbesuchsprogramm auf der ärztlichen Agenda. Dieses abzuarbeiten bedeutet oft, lange Wegstrecken zu überwinden, um etwa Patientinnen und Patienten mit ans Bett bindenden Infekten oder in der Endphase ihres Lebens zu behandeln. Nicht selten müssen dabei Akutfälle wie auch komplexe Erkrankungen allein, ohne Unterstützung durch andere Gesundheitsberufe, versorgt werden. Kurzum, landärztliche Tätigkeit bedeutet, letzte Instanz zu sein, ohne auf eine unkomplizierte, nahe Unterstützung von Facharztkolleginnen und -kollegen bauen zu können.

Allgemeinmedizin und Familienmedizin beschreibt am Land nicht nur den theoretischen Umfang der neuen Fachbezeichnung der Allgemeinmedizinerinnen und Allgemeinmediziner. Die generationenumspannende Versorgung ist gelebte Praxis. Schwangerenbetreuung, Vorsorge- und Behandlungsmaßnahmen bei Säuglingen und Kleinkindern, schulärztliche Aufgaben gehen nahtlos auf das breite Feld der Erwachsenenmedizin über und finden in der Betreuung der Großeltern ihren Kreisschluss.

Das bringt eine intime Kenntnis von einzelnen Familien, von Familien- und Verwandtschaftsverhältnissen, genetisch determinierten und in bestimmten Familien auftretenden Krankheitsbildern. Dazu gesellen sich noch persönliche Erfahrungen aus dem Zusammenleben mit den zu betreuenden Menschen – auch das ist ein Spezifikum der Landmedizin. Schließlich wohnen Landärztinnen und Landärzte häufig auch in den Gemeinden, deren Bürgerinnen und Bürger sie betreuen. Somit sind sie enger, bisweilen auch prominenter Teil der Bevölkerung ihres Versorgungsgebietes – eine Nähe zum Arbeitsplatz und zu den Subjekten beruflicher Tätigkeit, die nicht jedermanns Sache ist und jedenfalls für jene, die aus einer anderen Gegend zugezogen sind, bisweilen gewöhnungsbedürftig ist.

Gewöhnungsbedürftig sind zudem das Fehlen von Unterrichts- oder Sozialeinrichtungen, Geschäften und Verwaltungsinfrastruktur, die in großen Orten und Städten selbstverständlich sind. Für die Landärztin oder den Landarzt, aber auch für deren Kinder, sind sie nur mit einem Zeit- und Fahrtaufwand erreichbar.

Das Eingebettetsein in die ländliche Gemeinschaft bedingt zuweilen gemeinschaftliche Aufgaben, die mit einer reinen Praxisführung nichts zu tun haben. So treten etwa Vereine an die Ärztin, an den Arzt mit der Bitte heran, Laienunterweisungen vom Erste-Hilfe-Kurs bis zur Ernährungsberatung anzubieten, oder es brauchen Sportvereine oder örtliche Rettungseinrichtungen ärztliche Unterstützung und Rat.

Ebenso kann die Mitarbeit im öffentlichen Gesundheitsdienst als Kindergarten- und Schularzt oder im Notarztwesen Teil des Berufsalltags werden. Auch sanitätsbehördliche Aufgaben, wie etwa die Totenbeschau, obliegen oft der Landärztin oder dem Landarzt.

Auch wenn nicht jede Landarztpraxis die Möglichkeit hat, eine ärztliche Hausapotheke zu führen, nimmt die Ordination doch in der Regel eine zentrale Stellung in der örtlichen Infrastruktur ein. Dies auch in der Nacht und an Feiertagen wie Wochenenden. Verbunden mit der für viele als Belastung empfundenen Verpflichtung zum Bereitschaftsdienst in diesen Zeiten. Selbst wenn man das Glück hat, ärztliche Vertretungen für diese Nächte und Tage zu finden, gilt es für die Aushilfskräfte, die meist von auswärts kommen, Unterkunftsmöglichkeiten vorzuhalten. Eine Voraussetzung, die auch für Lehrpraktikantinnen und Lehrpraktikanten oder Studierende geschaffen werden muss.

Die ökonomische Situation für Landärztinnen und Landärzte ist in der Regel als gut einzuschätzen. Allerdings muss man bereit sein, für diese wirtschaftliche Sicherheit großes Engagement, überdurchschnittliches Wissen und Können sowie viel Zeit einzusetzen. Prämissen, die auch der Arztfamilie Bereitschaft und Toleranz abverlangen.

Um nicht ins kalte Wasser gestoßen zu werden, ist es empfehlenswert, vor der Entscheidung zur Landarzttätigkeit die eine oder andere Landpraxis kennen zu lernen – sei es als Praxisvertretung oder im Rahmen der Lehrpraxis. Das erleichtert die Entscheidung für diese besondere Art der ärztlichen Versorgung, die dann, wenn man sich dazu berufen fühlt, ein sehr erfüllendes Dasein als Ärztin oder Arzt verspricht.

Zudem ist man gut beraten, sich auf die Aufgabenbereiche, die einem am Land erwarten, fachlich vorzubereiten. Ein Notarztkurs, Geriatrie- und Palliativdiplom, Schularztdiplom und Grundlagen der psychosozialen und psychosomatischen Versorgung sind jedenfalls von Nutzen. Das Angebot eines kleinen Labors oder sonografischer, eventuell auch röntgenologischer Bildgebung wie auch die Liebe zu kleinchirurgischen Eingriffen und die Versorgung von Unfallverletzungen wird am Land oft erwartet.

Ebenso auch Führungsverantwortung, die über die Führung des Praxisteams hinausgeht. Schließlich ist man als Ärztin oder Arzt am Land die medizinische Instanz, die das Gesundheitsverhalten und die Gesundheit der Bewohnerinnen und Bewohner nachhaltig beeinflusst.

Als Dank für den rundum fordernden Landarztberuf darf man mit der Anerkennung der Bevölkerung rechnen und zudem fern ab von Stadtrummel, Verkehrs- und Umweltbelastung leben und arbeiten.

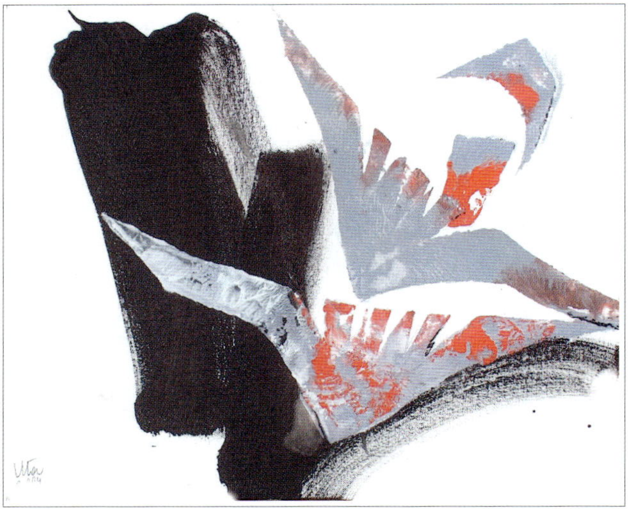

Uta Langer

„Aufbruch jetzt", 2004
Akrylfarbe auf Leinwand
40 x 50 cm

Die ersten Schritte

Alireza Nouri
Die Standortwahl

Iris Kraft-Kinz, Tina Jung
Finanzplanung in der Ordinationsgründung

Erich Czermak
Finanzplanung für die Ordination

Peter Döllmann
Bauliche Situation einer Ordination.
Was ist zu vermeiden, was hat sich bewährt?

Eva Pöschl, Sophia Pöschl
Der Weg von der Immobilienauswahl bis zu der Wunschpraxis – praktische Beispiele

Gerhard Stimac
EDV in der Hausarztpraxis

Maria-Luise Öhl
Vor- und Nachteile eines Kassenvertrags

Maria-Luise Plank
Der Kassenvertrag und seine Geheimnisse

Die Standortwahl

Alireza Nouri

Die Wahl eines Ordinationsstandortes ist in vielerlei Hinsicht sehr wichtig. Auf der einen Seite steht der wirtschaftliche Erfolg im Vordergrund, auf der anderen Seite die leichte bzw. einfache Erreichbarkeit der zukünftigen Ordination für die Patientinnen und Patienten. Prinzipiell werden ja Krankenkassenverträge nach Stellenplan vergeben und nicht nach Standort.

In einem ersten Schritt sollten Sie sich einen umfassenden Eindruck von der Umgebung verschaffen, in der Sie sich niederlassen wollen. Gibt es Informationen zur Bevölkerungsstruktur, handelt es sich um eine dicht oder weniger dicht besiedelte Wohngegend, welche Ärztinnen und Ärzte mit welchem Angebot haben sich in der Gegend bereits niedergelassen? Wie schaut es mit der Anbindung an den öffentlichen Verkehr aus (das spielt vor allem in städtischen Ballungsgebieten eine wichtige Rolle)?

Der Standort bzw. die Räumlichkeiten sollten barrierefrei und behindertengerecht erreichbar sein, um auch Patientinnen und Patienten mit körperlichen Einschränkungen einen leichten Zugang zu ermöglichen. Am besten ist es, eine ebenerdige Ordination zu wählen, um zum Beispiel in einem Notfall auch der Rettung die einfache Erreichbarkeit zu gewährleisten.

Es ist weiters unerlässlich, über einen großen Wartebereich zu verfügen, der klimatisiert werden kann. Falls mehrere Behandlungsräume geplant sind, sollten diese über Türen direkt miteinander verbunden sein, ohne dass die Ärztin oder der Arzt über einen dritten Raum gehen muss. Dies spart Zeit und die nächste Patientin/der nächste Patient kann dadurch schon vorbereitet in dem gerade freien Behandlungsraum sitzen. (Siehe hierzu auch ab Seite 40.)

In Zeiten mit hohen Infektionszahlen bewährt sich ein Außenbereich mit einer Terrasse, wo die Patientinnen und Patienten zumindest während der warmen

Jahreszeit warten können. Bewährt hat sich das auch während der Covid-19-Pandemie. Ich hatte neben meiner Ordination in Wiener Neudorf auf meiner Terrasse ein Zelt aufgestellt. Dort wurden die Patientinnen/Patienten mit Infekten erstbegutachtet und getestet und kamen erst nach einem negativen Testergebnis in die Ordination herein.

Auch ein vorhandener Parkplatz ist natürlich ein wesentliches Thema, das vor allem im städtischen Bereich oft nicht lösbar ist. Dennoch sollte man dies bei der Standortwahl zumindest im Hinterkopf behalten. Sollte in dicht verbauten Gebieten ein entsprechendes Angebot möglich sein, ist dies natürlich für die Patientinnen und Patienten sehr angenehm. Vor allem, wenn diese nicht mobil sind oder es sich um Patientinnen/Patienten mit Behinderungen handelt.

Auch eine direkte Rettungszufahrt mit Ein- und Aussteigemöglichkeit sollte zumindest mitbedacht werden.

Ein weiteres Thema bei der Standortwahl ist das Mietrecht bzw. die Frage der Nutzung des Objektes. Dass am Standort eine Praxis eingerichtet wird, muss im Mietvertrag oder bei der Eigentumsüberschreibung entsprechend niedergelegt sein, um eventuelle Probleme mit den anderen möglichen Eigentümerinnen und Eigentümern sowie in der Nachbarschaft zu vermeiden. Es kommt nämlich immer wieder vor, dass die ausgewählten Räumlichkeiten im Miet- bzw. Kaufvertrag als „Büroräumlichkeiten" gekennzeichnet werden, was zu verschiedenen Problemen führen kann. So könnten sich andere Anwohnerinnen und Anwohner über den Lärm beschweren, den die täglich ein- und ausgehenden Patientinnen und Patienten verursachen.

Weiters ist eine Ordination keine Büroräumlichkeit, sodass es zu Problemen hinsichtlich der Widmung kommen kann.

Finanzplanung in der Ordinationsgründungsphase

Iris Kraft-Kinz, Tina Jung

1. Einleitung

Wer in frühen Jahren seine Praxis gut aufstellt, wird auch in späteren Jahren überdurchschnittlich erfolgreich sein. Die zwei zentralen Erfolgsfaktoren – vor allem in den Anfangsjahren – sind dabei die zielgerichtete Planung sowie eine ausreichende Zeitinvestition in die unternehmerische Praxisentwicklung. In anderen Worten: Es zahlt sich aus, sich früh damit zu beschäftigen. Haben Sie sich erst einmal für Ihre persönliche Selbstständigkeit entschieden, dann erwartet Sie eine sehr spannende, aber auch herausfordernde Zeit. Dabei müssen Sie als Unternehmerin oder Unternehmer gerade im Rahmen der Ordinationsgründung auch wichtige finanzielle Entscheidungen treffen. Schließlich erfordert der Aufbau einer eigenen Praxis einen wesentlichen Kapitelbedarf, den es zunächst zu erheben und zu decken gilt. Nur wer den Kapitalbedarf präzise bestimmt, kann die Zahlungsfähigkeit von Anfang an als auch langfristig sicherstellen.

2. Die Bedeutung und der Aufbau eines Businessplans

Die erfolgreiche Gründung und Führung einer eigenen medizinischen Praxis erfordern nicht nur eine hohe fachliche Kompetenz, sondern auch unternehmerisches Denken sowie eine strategische Planung. Dabei spielt der Businessplan eine zentrale Rolle.

Aufbau eines Businessplans:

- Information zum Gründer/zur Gründerin und Gründungsvorhaben,
- Prämissen für die Planrechnung,
- Kapitalbedarfsrechnung,
- Finanzierungsplan,
- Planrechnung,
- Liquiditätsrechnung (Finanzplan).

3. Den Kapitalbedarf richtig berechnen

Bei der Gründung einer Ordination ist es entscheidend, den Kapitalbedarf realistisch zu ermitteln. Ein detaillierter Kapitalbedarfsplan ermöglicht es, den Fremdkapitalbedarf genau zu bestimmen und eine solide Grundlage für die wirtschaftliche Planung zu schaffen. Hierbei sollten Sie sich folgende Fragen stellen:

- Was soll gegründet werden, eine Wahlarzt- oder Kassenordination?
- Wie hoch ist die Ablöse, die bezahlt werden muss?
- Werden Ordinationsräume angemietet oder soll eine Immobilie gekauft werden?
- Welche medizinischen Geräte werden benötigt?
- Welche Hard- und Software ist für den Ordinationsbetrieb erforderlich?
- Wie hoch soll der finanzielle Puffer sein?

Checkliste Kapitalbedarfsplan
☑ Ablöse Ordination
Ablöse
☑ Ordinationsliegenschaft
Kaufpreis inkl. Nebenkosten
☑ Umbauarbeiten
Architekt/Architektin & Bauaufsicht, Umbauarbeiten/Baukosten
☑ Geräte & Einrichtung, Pkw
Geräte, Laser, Einrichtung, Pkw
☑ EDV
Hardware
☑ Software & digitale Präsenz
Software, digitale Präsenz (Logo, Corporate Identity, Website)
= KAPITALBEDARF

4. Wie wird der Kapitalbedarf gedeckt? (Finanzierungsplan)

Es gibt verschiedene Möglichkeiten, den Kapitalbedarf zu decken, darunter Verwendung von Eigenkapital oder eine Fremdfinanzierung. In diesem Kapitel werden wir uns genauer mit diesen Optionen befassen und die verschiedenen Arten der Fremdfinanzierung erläutern.

4.1. Eigenkapital

Eigenkapital bezieht sich auf das investierte Geld des/der Praxisinhabers/Praxisinhaberin selbst. Dazu zählen Bar- und Sachvermögen, Bankguthaben, Wertpapierstände oder Schenkungen. Die Verwendung von Eigenkapital hat mehrere Vorteile:

- ☑ Es zeigt potenziellen Kreditgebern, dass der Praxisinhaber/die Praxisinhaberin ein persönliches finanzielles Engagement hat und somit das Risiko teilt.
- ☑ Es verbessert die Verhandlungsposition bei der Kreditaufnahme, da die Praxisinhaberin/der Praxisinhaber bereits einen finanziellen Beitrag geleistet hat.
- ☑ Es reduziert die Abhängigkeit von externen Finanzierungsquellen und verringert das Risiko einer übermäßigen Verschuldung.

4.2. Fremdfinanzierung

Fremdfinanzierung bezieht sich auf die Beschaffung von Kapital von externen Quellen wie Banken, Finanzinstituten oder Leasinggesellschaften. Es gibt verschiedene Arten der Fremdfinanzierung, die bei der Deckung des Kapitalbedarfs helfen können:

4.2.1. Investitionskredit

Ein Investitionskredit dient der Finanzierung des Anlagevermögens, das mittel- bis langfristig zur Verfügung steht. Dies umfasst Ausgaben für die Ablöse der Praxis, Behandlungsgeräte, Praxiseinrichtung oder EDV-Investitionen.

Bei einer Fremdfinanzierung sollte darauf geachtet werden, dass langfristige Investitionen auch durch langfristige Kredite gedeckt werden und nicht über den Betriebsmittelkredit.

Beim Vergleich von konkreten Kreditangeboten sind die Kreditlaufzeit und der Zinssatz die wesentlichen Vertragspunkte. Dabei muss berücksichtigt werden, dass eine längere Kreditlaufzeit zwar die laufende Belastung verringert, allerdings dazu führt, dass sowohl der Zinsanteil als auch die Gesamtbelastung steigen. Die Verzinsung stellt den Preis des Kredites dar. Freilich müssen hier auch Spesen und Gebühren, Bereitstellungsprovisionen, Buchungsgebühren etc. berücksichtigt werden. Zielführend ist es, die Effektivverzinsung, das sind die Zinsen inklusive Nebengebühren, zu ermitteln, um Kreditkonditionen aussagekräftig miteinander vergleichen zu können.

4.2.2. Betriebsmittelkredit

Ein Betriebsmittelkredit dient der Finanzierung der laufenden Ausgaben, die nicht durch eigene Guthaben gedeckt sind. Der Betriebsmittelkredit kann bis zu einem bestimmten Höchstbetrag wiederholt in Anspruch genommen werden. Die Zinsen werden nur für den tatsächlich ausgenutzten Kreditbetrag tageweise berechnet und am Ende einer Rechnungsperiode verrechnet. Es fällt auch eine Bereitstellungsprovision an, die sich an der Höhe des vereinbarten Rahmens orientiert.

4.2.3. Leasing

Leasing ist eine weitere Form der Fremdfinanzierung, bei der Vermögensgüter gemietet statt gekauft werden. Beispiele für geleastes Vermögen in einer medizinischen Praxis sind EDV-Anlagen, Büroeinrichtung, Therapie- und Untersuchungsgeräte oder Pkw.

4.3. Förderungen

Förderungen sind zum Zeitpunkt der Gründungsplanung zu evaluieren. Ob und welche Förderung in Frage kommt, muss fallweise geprüft werden. Besonders interessant sind für Ordinationsgründungen Standortförderungen, wie beispielweise jene der Gesundheitskasse (nähere Informationen hierzu finden Sie auf der Website der für Ihr Bundesland zuständigen Ärztekammer). Diese Förderungen sollen den Start in die Selbstständigkeit erleichtern und finanzielle Unterstützung bieten.

5. Planrechnung mittels Einnahmen- und Ausgabenplanung

Unabdingbar für das Gespräch mit einer Bank ist eine Planrechnung der ersten vier Jahre nach der Gründung. Dabei handelt es sich um ein Management-Tool, mit dem Unternehmensgründer/-gründerinnen und damit auch angehende niedergelassene Ärztinnen/Ärzte ihre Vorhaben für sich und andere zu Papier bringen bzw. konkrete Zahlen nennen. Gerade in wirtschaftlich turbulenten Zeiten fordern Banken auch von Ärztinnen und Ärzten ein hieb- und stichfestes Ideen- und Umsetzungskonzept. Schließlich wollen die Banken evaluieren, ob mit der Praxis genügend Geld erwirtschaftet werden kann, um ein Darlehen zu bedienen. Unter Abwägung aller Chancen und Risiken zeigt die Planrechnung die zu erwartenden Einnahmen sowie die Kosten des laufenden Betriebs auf. Planrechnungen helfen nicht nur dem Geldinstitut, seine Kreditkunden/-kundinnen besser einzuschätzen, sie helfen auch Ärzten und Ärztinnen, bestehende Risiken zu erkennen und auszuschließen.

5.1. Einnahmenplanung

Bei der Einnahmenplanung ist es wichtig, realistische Annahmen zu treffen und die verschiedenen Einnahmequellen zu berücksichtigen. Kassenärzte/-ärztinnen müssen beispielsweise berücksichtigen, dass die Gesundheitskasse mit einem Quartal Verzögerung zahlt – diesen Zeitraum gilt es finanziell zu überbrücken. Anzusetzen sind:

- Honorare Krankenkassen,
- Honorare Privatordination,
- sonstige Einkommensquellen: z.B. Produktverkauf, Untermiete, ...

5.2. Ausgabenplanung

Zu den laufenden Ausgaben zählen beispielsweise die Miete für die Praxisräumlichkeiten, die Personalkosten als auch weitere sonstige Kosten wie Versicherungsbeiträge, Beratungskosten etc. Die Personalkostenquote liegt in der Regel bei 16 bis 20 %, gemessen an den Ordinationseinnahmen. Daraus lässt sich ableiten, dass die Ausgaben für Ordinationsmitarbeiter/-innen gleichzeitig aber auch ein wesentlicher Qualitätsbestandteil einer Ordination sind.

Auch mit der Zahlung von Sozialversicherungs- und Wohlfahrtsfondsbeiträgen sollte sich ein niedergelassener Arzt bzw. eine niedergelassene Ärztin beschäftigen. Schließlich beeinflussen diese Beiträge die Liquidität maßgeblich.

Bestimmte Ausgaben sind abhängig von den Einnahmen der Praxis. Dazu gehören zum Beispiel die Kosten für Vertretungsärzte/-ärztinnen und Kosten für das Ordinationsmaterial. Diese Ausgaben sollten entsprechend der Einnahmenentwicklung geplant und kontrolliert werden.

Checkliste Planrechnung
Honorare Krankenkassen
Honorare Privatordination
Sonstige Einnahmen
Summe Einnahmen
– Fremdleistungen (Labor, Vertretungen)
– Ordinationsbedarf
– Personal
– Sach- und sonstiger Aufwand: Raum-, Betriebskosten, Reinigung, Kommunikation (Telefon, Internet), Reparatur, Instandhaltung, EDV-Kosten, Beratungsaufwand, Pflichtversicherung Betriebsversicherung, Ärztekammerbeiträge, Mitgliedsbeiträge, Kfz-Kosten inkl. Leasing, Geräteleasing, Fortbildung, Kongresse, Werbung, Inserate, übrige Ausgaben
– Abschreibung
– Finanzierungsaufwand
= Ergebnis vor Steuern
– Einkommensteuer
= ERGEBNIS NACH STEUERN

6. Liquiditätsplan inkl. privater Lebenshaltungskosten

Die Gründung einer eigenen Praxis erfordert nicht nur eine solide finanzielle Planung für die geschäftlichen Belange, sondern auch eine sorgfältige Berücksichtigung der privaten Lebenshaltungskosten. Es ist wichtig sicherzustellen, dass Ihre persönlichen Ausgaben gedeckt sind, um finanzielle Stabilität und eine ausgewogene Work-Life-Balance zu gewährleisten.

Budgetierung und finanzielle Planung für den persönlichen Bedarf:
Um herauszufinden, ob Ihre privaten Lebenshaltungskosten gedeckt sind, ist es ratsam, eine Budgetierung und finanzielle Planung für Ihren persönlichen Bedarf durchzuführen.

Beginnen Sie damit, Ihre monatlichen Ausgaben detailliert zu erfassen, einschließlich Miete oder Hypothekenzahlungen, Lebensmittel, Versicherungen, Kfz-Kosten o. Ä., Kinderbetreuung, Freizeitaktivitäten, Schuldenrückzahlungen und anderer persönlicher Ausgaben.

Zusammenhang zwischen Planrechnung und Finanzplan	
Einnahmen-Ausgaben-Rechnung	**Planrechnung**
Einnahmen	
– Ausgaben	
= ERGEBNIS (vor Steuern)	

Zusammenhang zwischen Planrechnung und Finanzplan	
– Tilgung Darlehen	**Finanzplan**
– Einkommensteuer	
– Einkommensteuervorauszahlungen	
– sonstige Zahlungen (z.B. Kaution, Provision)	
= VERFÜGBARES GELD AUS DER ORDINATION	

Zusammenhang zwischen Planrechnung und Finanzplan	
+ sonstige Nettoeinkünfte	**Finanzplan**
– private Ausgaben	
= FREI VERFÜGBARE LIQUIDITÄT	

Fazit: Je genauer und frühzeitiger die Finanzierung der Ordination geplant wird, desto mehr Sicherheit haben Sie. Außerdem kann so die Verhandlungsposition gegenüber den Banken entscheidend verbessert werden.

Finanzplanung für die Ordination

Erich Czermak

Sowohl eine Neugründung als auch die Übernahme einer Ordination können mit hohen Kosten verbunden sein – unter anderem für bauliche Maßnahmen, medizinisch-technische Geräte, barrierefreie Adaptierungen oder EDV-Geräte. Die richtige Finanzierung spielt für die Aufbringung des benötigten Kapitals eine wichtige Rolle. Eine gute Planung umfasst neben der Investitions- und Kapitalplanung auch einen fundierten und gut ausgearbeiteten Businessplan.

1. Ordinationsneugründung oder -übernahme?

Neugründung – Vorteile:

- ☑ Praxisstandort kann weitgehend unabhängig gewählt werden.
- ☑ Wunschpatienten/-patientinnen bzw. Zielgruppen können gezielt angesprochen werden.
- ☑ Keine Ablöse für übernommene Patientinnen/Patienten, dies kann die Investitionskosten deutlich senken.
- ☑ Mitarbeiterinnen und Mitarbeiter können nach eigenen Vorstellungen und Kenntnissen ausgewählt und eingestellt werden.
- ☑ Praxisabläufe können den eigenen Vorstellungen gemäß umgesetzt werden, der eigene Stil kann von Beginn an entwickelt werden

Neugründung – Nachteile:

- ☒ Kein Patientenstock vorhanden, daher nur langsamer Aufbau möglich.
- ☒ Geringe Auslastung in der Anfangsphase, daher ist es ratsam, die laufenden Kosten der ersten Monate mitzufinanzieren.
- ☒ Mitunter hohes finanzielles Risiko hinsichtlich der Investitionskosten.
- ☒ Akzeptanz der Ordination durch die Patientinnen/Patienten fraglich.
- ☒ Keine gemeinsame Übergangsphase mit Vorgängerin/Vorgänger möglich.

Ordinationsübernahme – Vorteile:

☑ Es kann mit einer bestehenden Anzahl an Patientinnen/Patienten begonnen werden, daher sofortige Einnahmen und geringeres wirtschaftliches Risiko.
☑ Inventar und Infrastruktur kann übernommen werden.
☑ In der Regel gut eingeführtes Personal, welches den Patientinnen/Patienten vertraut ist.
☑ Ordination kann vorübergehend gemeinschaftlich geführt werden, auch zeitweise Vertretung – „warm-handover" möglich.

Ordinationsübernahme – Nachteile:

☒ Ordination entspricht möglicherweise nicht den eigenen Vorstellungen, muss mit Aufwand adaptiert werden.
☒ Bestehende Struktur und mitunter eingefahrene Bahnen.
☒ Personal muss übernommen werden.
☒ Umschulung der übernommenen Mitarbeiterinnen/Mitarbeiter in gewünschten Ordinationsablauf.
☒ Patientenstock veraltet bzw. existiert zum Teil nur als Kartei.
☒ Ausstattung und Medizintechnik sind möglicherweise überholt.
☒ Evtl. hohe Ablösezahlung an die Übergeberin/den Übergeber.

2. Miete oder Kauf der Praxisräumlichkeiten?

Es ist unbedingt zu empfehlen, eine Rechtsanwältin/einen Rechtsanwalt für die Abwicklung und Prüfung der Verträge, Widmung und Abwicklung sowie eine Steuerberatung einzubeziehen.

Praxismiete – Vorteile:

☑ Geringerer finanzieller Aufwand.
☑ Standortwechsel flexibler.
☑ Einfache Praxisauflösung/-aufgabe möglich.
☑ Steuerliche Absetzbarkeit der Mietaufwände.
☑ Keine Kapitalbindung.

Praxiskauf – Vorteile:

☑ Langfristige Kapitalanlage durch Immobilienveranlagung.
☑ Eigentumsbildung.
☑ Altersvorsorge – Vermietungsmöglichkeit im Ruhestand.
☑ Kaum Einschränkungen bei Umbauten.
☑ Praxisraumkosten sind nur von der Höhe der Betriebskosten abhängig.

3. Das Bankgespräch

Es ist so weit. Sie haben den Wunsch, Ihr erarbeitetes Wissen aus dem Studium und der Klinik in Ihrer eigenen Ordination einzusetzen oder sich als Partner/Partnerin in einer Gruppen- oder Gemeinschaftspraxis einzubringen. Nach dem Entschluss, sich selbständig zu machen, müssen viele wichtige und teils richtungsweisende Entscheidungen getroffen werden: Kassen- oder Wahlarzt/-ärztin, Niederlassungsform, Neugründung oder Übernahme, Miete oder Kauf, Umbauarbeiten und Investitionen, Business- und Liquidationsplanung sowie Finanzierung.

In der Regel werden die Kosten für die Ordination, Umbauten, medizinische Geräte und Einrichtung über die Bank finanziert. In der Vorbereitung auf das Gespräch mit dem Kundenbetreuer oder der Kundenbetreuerin in der Bank ist es besonders wichtig, sich ausreichend Zeit zu nehmen. Dabei gilt es unter anderem, die wichtigsten Unterlagen für die Bank nicht am letzten Drücker zusammenzustellen. Insbesondere der Businessplan, in welchen viele Erfolgsfaktoren und individuelle Pläne für die Ordination einfließen, soll in Ruhe und überlegt erstellt werden. Dabei sollte auch ein Best- bzw. Worst-Case-Szenario angedacht werden.

Da wirtschaftliches Grundwissen im medizinischen Studium in der Regel kaum ein Thema ist, haben Sie bei der Erstellung keine Scheu, die Expertise von Beraterinnen und Beratern hinzuzuziehen. Neben Steuer- und Versicherungsberatung ist die rechtzeitige Einbindung Ihres Bankbetreuers oder Ihrer Bankbetreuerin in Ihr Projekt ratsam, um etwaige Alternativlösungen einplanen zu können. Dabei schafft eine offene Kommunikation einen raschen Aufbau der Vertrauensbasis.

Dabei sollten auch mögliche offene Hürden, die aus Ihrer Sicht die Bank sehen könnte, angesprochen werden. Ein Beispiel: Die neuen Praxisräumlichkeiten haben wesentlich mehr Quadratmeter zur Verfügung, als Sie von Beginn an nutzen wollen. Entsprechend hoch ist der Mietpreis, der eine teils ungenutzte Fläche beinhaltet. Hier können gemeinsam mit erfahrenen Expertinnen und Experten Lösungen gefunden werden. Zum Beispiel Praxisteilung, Untervermietung, Seminarräume etc., um sich so den gewünschten Standort zu sichern und leistbarer zu machen.

Zu einer guten Vorbereitung gehört auch, die wichtigsten Daten des eigenen Konzeptes zu kennen, um dieses sodann überzeugend und kompetent vorzustellen.

4. Welche Unterlagen sind wichtig?

Vor allem die Ausarbeitung eines Konzepts oder Businessplans und einer Planrechnung für die ersten drei bis fünf Jahre wird empfohlen. Auch die Mitnahme eines Investitionsplanes bzw. von Kostenvoranschlägen, aktuellen Anzeigen von Finanzamt und Krankenkasse sowie der Bilanzen oder Einnahmen-Ausgaben-Rechnungen bei der Übernahme einer Ordination ist empfehlenswert.

4.1. Businessplan

Die Erstellung eines realitätsnahen und detaillierten Businessplans erhöht die eigenen Erfolgschancen, da er sowohl in der Gründungsphase als auch später als Orientierung herangezogen werden kann. Zusätzlich erleichtert er die Finanzierung durch die Bank.

Ein guter Zukunftsplan sollte einerseits eine Präsentation der Praxisstrategien und andererseits einen Erfolgsplan beinhalten. Zu den Praxisstrategien zählt Ihre individuelle Vorstellung. Dabei erläutern Sie, welche Leistungen und Angebote erbracht werden und inwiefern sich diese von den anderen Ordinationen des Marktumfeldes abgrenzen. Auch eine Zielgruppendefinition, welche Patientinnen/Patienten angesprochen werden, spielt eine große Rolle. Dabei wird einerseits beachtet, welche Patientinnen/Patienten zu den eigenen Schwerpunkten passen und wo diese leben, was auch bei der Wahl des Standorts und später auch bei der Bestimmung der Öffnungszeiten berücksichtigt werden sollte. Abschließend enthält die Präsentation der Praxisstrategien auch voraussichtliche Ausgaben für Beschäftigte, Marketing, geplante Erweiterungen sowie Kooperationen mit Berufskolleginnen/-kollegen.

Ein Businessplan sollte also die folgenden Punkte abdecken:

- Angebot: Standard/besondere Leistungen
- Wer sind meine Patientinnen/Patienten?
- Standort, Öffnungszeiten
- Geplante Marketingmaßnahmen
- Zeitplan für Realisierung
- Personal
- Liquiditätsplanung
- Finanzierung

Zur Unterstützung für die Erstellung solcher Businesspläne werden auf der Homepage der UniCredit Bank Austria geeignete Tools angeboten.
www.bankaustria.at/startercenter/selbststaendig-machen.jsp

4.2. Erfolgs- und Liquiditätsplan

Gemeinsam mit der Präsentation der Praxisstrategie und einem Investitionsplan bietet ein Erfolgs- und Liquiditätsplan ein gutes Gesamtbild über die geplante Ordination. Dieser enthält eine Gegenüberstellung der kalkulierten Einnahmen und Ausgaben sowie eine Aufstellung, wann die Praxis voraussichtlich welche Zielumsätze erwirtschaften wird. So kann in Abstimmung mit den Fixkosten darauf geschlossen werden, wann welche Investitionen möglich sind. Besonders zu Beginn bietet es sich an, den Erfolgsplan für jedes Quartal zu formulieren, da die Einnahmen (gleich, ob aus Privat- oder Kassenleistung, Vermietung oder anderen Quellen) anfangs noch stark fluktuieren.

Im Liquiditätsplan wird der Cashflow – Einnahmen minus Ausgaben, unter Berücksichtigung der Abschreibungen und Rückstellungen – ermittelt. Sowohl die Zahlung der Einkommenssteuer als auch die Tilgung der Praxisdarlehen basieren auf dem Cashflow, weshalb die Berechnung des für private Aufwendungen verfügbaren Geldes aus der Praxis erst nach den Abgaben getätigt werden sollte.

4.3. Investitionsplan

Ein Investitionsplan umfasst alle Aufwendungen, für die Kapital aufgewendet werden muss. Der wirtschaftliche Erfolg ist maßgeblich von Ihren Investitionsentscheidungen, also den langfristigen Kapitalanlagen, abhängig. Bei der Erstellung eines Investitionsplans gilt es, einen zeitgerechten Startpunkt zu wählen, sechs bis zwölf Monate vor Eröffnung können dabei als Daumenregel verstanden werden. So können Sie Fristen und Eventualitäten einbeziehen. Um potenzielle Kostenüberschüsse miteinzubeziehen, hat sich ein Finanzpolster von fünf bis zehn Prozent bewährt.

Für die Planung – insbesondere bei einer Neugründung einer Praxis – ist es wichtig, zwischen notwendigen und optionalen Investitionen zu unterscheiden. Stellen Sie sich die Frage: Was benötige ich am Anfang wirklich?

Ein Investitionsplan sollte also die folgenden Punkte abdecken:

- Ablösesumme
- Kaufpreis der Räumlichkeiten
- Gebäudeinvestitionen (Handwerker etc.)
- Einrichtung und Möbel
- Med.-techn. Geräte
- EDV-Anlage
- Erstausstattung Ordination
- Gebühren und Lizenzkosten

Bei der Neugründung einer Praxis ist es auch wichtig, für entsprechende Liquidität zu sorgen, um die Betriebskosten von Beginn an abdecken zu können. Gerade bei der Neugründung kann es mehrere Monate dauern, bis die Praxis genug Geld erwirtschaftet, um die laufenden Kosten – private und jene für die Praxis – abzudecken. Dies liegt einerseits daran, dass Kassenleistungen teilweise erst mit Ende des Folgequartals ausgezahlt werden, und andererseits daran, dass Patientinnen/Patienten erst auf die Praxis aufmerksam werden müssen.

5. Fremd- oder Eigenfinanzierung

Ist es den Gesellschafterinnen und Gesellschaftern der Gruppenpraxis bzw. den Inhaberinnen und Inhabern möglich, die benötigten Mittel – in Form von Bar- oder Sacheinlagen, Spareinlagen, Bargeld oder Erlös von Anlageverkäufen – selbst aufzubringen, wird dies Eigenfinanzierung genannt.

Können diese Mittel nicht selbstständig aufgebracht werden, muss die Praxis fremdfinanziert werden. In diesem Fall stellen Dritte (andere Personen, Kreditinstitute oder öffentliche Stellen) die benötigten Geldmittel zur Verfügung.

Der selbst eingebrachte Anteil des Gesamtkapitals, der für die Praxis benötigt wird, wird Eigenkapitalquote genannt und stellt eine relevante betriebliche Kennzahl dar. In einigen Fällen ist es aus betriebswirtschaftlicher oder steuerlicher Sicht sinnvoll, einen geringen Eigenkapitalanteil zu besitzen, in den meisten Fällen gilt aber: Je höher die Eigenkapitalquote, desto besser.

Fremdfinanzierung lässt sich in verschiedene Kategorien, wie Förderungen, Lieferkettenkredite und Bankkredite, einteilen, die im Folgenden näher erläutert werden sollen.

5.1. Förderungen

Einige Bundesländer und Gemeinden unterstützen Erstniederlassungen von Ärztinnen und Ärzten mit speziellen Förderungen – beispielsweise, wenn Landeshaftungen übernommen werden –, die unter Umständen nach Spezialisierung variieren können.

5.2. Lieferkettenkredite

Auch bei der Lieferung medizinisch-technischer Geräte sowie bei Verbrauchsgütern bieten einige Lieferanten langfristige Zahlungsziele an. Die Nutzung angebotener Skonti bietet in einigen Fällen eine kostengünstigere Alternative, ein Vergleich mittels Finanzierungsalternative wie einem Betriebsmittelkredit ist aber in jedem Fall empfehlenswert.

5.3. Bankkredite

Bei einem Bankkredit sind verschiedene Faktoren zu berücksichtigen. Zu den allgemeinen Finanzierungsgrundsätzen gilt es unter anderem, die Fristenkonformität bei Kapitalaufnahme und -verwendung zu beachten. Dabei werden langfristige Investitionen entweder aus Eigenkapital oder aus langfristigem Fremdkapitel finanziert. Für kurzfristige Investitionen bieten sich kurzfristige Finanzierungen an, um so die Kreditlaufzeit mit der Nutzungs- und Abschreibdauer des angeschafften Anlageguts abzustimmen. Die Rückzahlung langfristiger Investitionskredite läuft über die Gewinne und potenziellen Abschreibungen (siehe dazu auch zum Thema Cashflow), die Rückzahlung kurzfristiger Betriebsmittelkredite läuft über den Umsatz. Es müssen daher liquide Mittel zur Verfügung stehen, um einen Kredit rückzuführen (siehe dazu auch Liquiditätsplan).

Eine Bereitstellung von Sicherheiten – in Form von Liegenschaften, Lebensversicherungen, Sparguthaben, Barmitteln etc. – kann die Verzinsung des Kredits bzw. die Kosten niedrig halten.

Weiters gilt es zu beachten, dass eine Umsatzerhöhung unter Umständen zu einem erhöhten Bedarf an Betriebsmitteln führen kann. Wird ein Kredit aufgenommen, kann zwischen einem *Betriebsmittelkredit* und einem *Investitionskredit* unterschieden werden. Unter Betriebsmittelkredit versteht man auch einen Dispositions- oder Betriebsmittelrahmen. Dieser wird zur Finanzierung der laufenden Aufwendungen wie Wareneinkauf, Lohn- und Betriebskosten sowie Außenstände herangezogen und soll kurzfristige Liquiditätsschwankungen abfangen. Das Besondere daran ist, dass dieser einen vereinbarten Rahmen umfasst, der immer wieder („revolvierend") ausnutzbar ist.

Bei einem *Investitionskredit* handelt es sich um die Finanzierung eines Anlagevermögens, die einen mittel- bis langfristigen Wert für die Ordination aufweist. Da dieser Rahmen – im Gegensatz zu einem Betriebsmittelkredit – nur einmal ausgenutzt wird, spricht man auch von einem Einmalbarkredit, der in regelmäßigen Pauschal- oder Kapitalraten abgezahlt wird. *Investitionskredite* werden beispielsweise für Anschaffungen von medizinischen oder EDV-Geräten, Ordinationsräumlichkeiten oder -einrichtungen verwendet. Im Falle einer Neugründung wird dieser Kredit auch Existenzgründungskredit genannt.

Bei einer Praxisneueröffnung ist es empfehlenswert, einen *tilgungsfreien Zeitraum* zu vereinbaren. In diesem Zeitraum, zu Beginn der Kreditlaufzeit, werden nur die Zinsen gezahlt, es kommt aber noch nicht zu einer Kapitalrückführung, was die Anlaufphase erleichtert, da die ersten Einnahmen häufig erst mit einer Verzögerung eintreffen.

6. Leasing – Nutzen statt kaufen!

Eine Möglichkeit zur Nutzung von Investitionsgütern, ohne diese zu kaufen – und damit Ihre Liquidität zu erhalten –, ist das Leasing. Es bietet sich nicht nur für den KFZ-Bereich, sondern auch für Mobilien, also medizinisch-technische Geräte oder auch Immobilien, an. Eine mögliche Anzahlung und/oder auch Restzahlung beeinflussen hier die monatliche Rückführung und somit Ihre laufenden Raten.

Gerade aus steuerlicher Hinsicht unterscheidet sich das Leasing in wesentlichen Dingen, z.B. in puncto Abschreibbarkeit, vom Kredit. Wir empfehlen Ihnen daher, hier unbedingt mit Ihrer Steuerberatung Rücksprache zu halten, welche diese Aspekte in Ihrer steuerlichen Gesamtsituation berücksichtigt.

Die Beraterinnen und Berater vieler Banken unterstützen Sie bei Ihrer Finanzierungsplanung und finden für Sie den richtigen Finanzierungsmix.

7. Trennung der Konten

Sobald Sie Einkommen aus selbständiger und nicht selbständiger Tätigkeit beziehen oder auch einfach private und betriebliche Ausgaben haben, sollten Sie diese Kontodispositionen unbedingt trennen. Hier bieten sich verschiedene Modelle an, wie etwa das Mehrkontenmodell der UniCredit Bank Austria. Durch die klare Trennung der Einnahmen und Ausgaben auf private und betriebliche Konten kann die Steuerberatung eine leichtere Zuordnung vornehmen, damit können auch der Aufwand bei der Buchhaltung und somit die Kosten verringert werden.

Damit Sie für kommende Einkommensteuer- und Krankenkassenzahlungen gerüstet sind, empfehlen wir das zusätzliche betriebliche Ansparen zur rechtzeitigen Vorsorge für die Abgabenzahlungen.

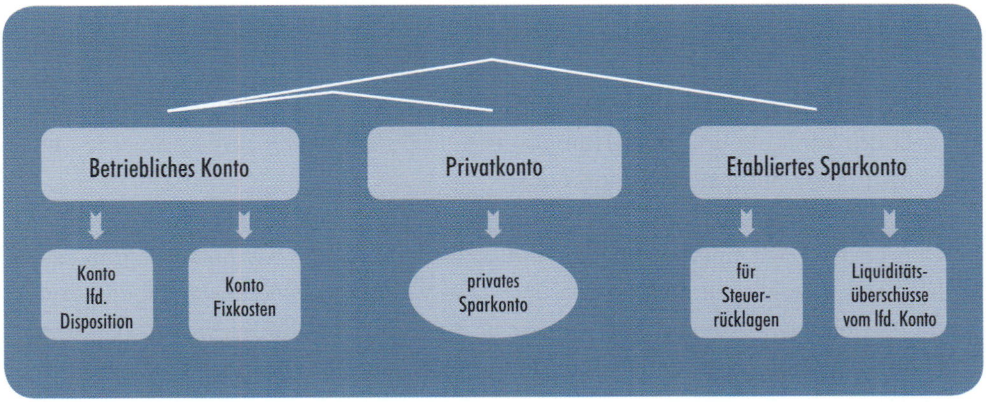

8. Nachhaltigkeit

Nachhaltigkeit spielt inzwischen auch bei vielen Banken eine zentrale Rolle. Als Finanzpartner unterstützen sie Ärztinnen und Ärzte dann gezielt dabei, ihre Unternehmen nachhaltig und ressourcenschonend aufzustellen, etwa durch umfassende Beratung zu nachhaltigen Finanzierungs- und Veranlagungsformen sowie zu Förderungen für alle relevanten Investitionen.

Auch Sie als Ordinationsgründerin/Ordinationsgründer können mit Ihren Investitionen von Beginn an einen Beitrag zur Nachhaltigkeit leisten, denn jede noch so kleine Aktivität zählt. Eine Möglichkeit ist die durchgehende Versorgung der Praxis mit Ökostrom. Oder der Einbau von Bewegungsmeldern auf der Toilette, die das Licht automatisch an- und ausschalten. Wenn es um Patientenbesuche, Besorgungen oder externe Termine geht, lohnt sich die Anschaffung eines E-Autos oder im städtischen Umfeld auch eines Fahrrades oder E-Bikes statt eines Firmenwagens mit Verbrennungsmotor.

Bauliche Situation einer Ordination

Was ist zu vermeiden, was hat sich bewährt?

Peter Döllmann

Beim Wunsch nach Niederlassung als Kassen-, aber auch als Wahlarzt/-ärztin stellt der konkrete Bau oder Umbau der Ordination gleich zu Beginn eine der ganz großen Herausforderungen dar.

Denn schließlich müssen für den Bau oder Umbau der Ordination ganz erhebliche Investitionen getätigt werden. Und wie bei jedem Bauvorhaben kann dabei vieles schiefgehen. Aber anders als beim privaten Bauen wirken sich hier Fehler weitaus gravierender aus, denn die Kosten für die Ordinationsräume bestehen und Einnahmen stehen dem erst dann gegenüber, wenn Patientinnen bzw. Patienten auch wirklich behandelt werden. Einerseits. Andererseits ist die Errichtung der eigenen Ordination eine wunderbare Chance. Sie haben sicher oft unter Bedingungen gearbeitet, die Ihnen nicht zugesagt haben. Nun besteht die Möglichkeit, einen der großen Vorteile einer Niederlassung zu nutzen: Hier sind Sie ihre eigene Chefin bzw. ihr eigener Chef. Und haben so auch die Möglichkeit, sich ein Arbeitsumfeld zu schaffen, das Ihnen zusagt, Ihre Arbeitsweise verkörpert und Sie alltäglich unterstützt.

Schaffen Sie sich Ihr ideales Arbeitsumfeld, das Ihre Vision guter medizinischer Behandlung verkörpert!

Eine sichere Diagnose und damit eine Erfolg versprechende Behandlung setzt immer eine gute Anamnese voraus. Auch beim Errichten Ihrer Niederlassung gilt diese Regel. Egal, ob Sie selbst planen oder eine Architektin bzw. einen Architekten beauftragen, weite Bereiche dieser „Planungsanamnese" müssen Sie vornehmen. Denn bevor Sie sich mit konkreten Ordinationsflächen, Investitionskosten oder der Ausgestaltung der Praxis beschäftigen können, ist es sehr hilfreich, ein möglichst genaues Bild des künftigen Arbeitens zu entwickeln. Dabei gilt es, grundsätzliche und spezielle funktionale Anforderungen festzustellen.

1. Grundsätzliche Anforderungen

Wie möchte ich arbeiten?
Oft sind die einfachsten Fragen am schwierigsten. Klären Sie den grundsätzlichen Sinn der geplanten Niederlassung und vergleichen Sie Ihr Konzept möglichst mit Ordinationen etablierter Kolleginnen/Kollegen. Starten Sie alleine oder als Gruppenpraxis? Sollen später Kolleginnen/Kollegen mitarbeiten können oder arbeiten evtl. andere Heilberufe in der Praxis mit?

Mit wie vielen Patientinnen und Patienten ist zu rechnen?
Auch diese Frage ist vor Ordinationsbeginn bei einer neuen Niederlassung nicht leicht zu beantworten. Doch lassen sich hier auch durch die Umkehrung der Frage erste Werte gewinnen: Wie viele Patientinnen und Patienten können bzw. wollen Sie pro Stunde behandeln? Welche Behandlungstätigkeiten können gegebenenfalls Mitarbeiterinnen/Mitarbeiter (gleichzeitig dazu) ausführen? Sollen später eventuell Kolleginnen und Kollegen oder andere Heilberufe gleichzeitig in der Praxis tätig werden? Welcher Patientenstrom ergibt sich aus der Summe dieser Behandlungen pro Stunde?

Welches Patientengut erwarten Sie?
Bedenken Sie, dass Ihre Patientinnen und Patienten unterschiedliche Bedürfnisse haben und neben dem unterschiedlichen Behandlungsaufwand auch unterschiedliche Anforderungen an die Ordinationsräumlichkeiten stellen. Betagte Patientinnen und Patienten kommen oft mit Begleitpersonen, ein Rollator begleitet sie bis an Ihren Schreibtisch, die Verharrungszeit in der Ordination ist prinzipiell länger als bei mobileren Patientinnen und Patienten etc. Ergeben sich durch diese zu erwartenden Personengruppen besondere Anforderungen an die Praxis?

Welche Behandlungen muss oder möchte ich in meiner Ordination anbieten?
Selbst bei allgemeinmedizinischen Kassenordinationen gibt es große Unterschiede im sinnvollen oder auch notwendigen Behandlungsangebot. Oft auch bedingt durch den Standort ergibt sich somit evtl. ein besonderer Raumbedarf. Wird Ihre Ordination z.B. Laborproben selbst ziehen? Ist evtl. ein Infusionsraum sinnvoll?

Ist die Praxis rollstuhlgerecht ausgestaltet?
Bedenken Sie gleich zu Beginn Ihrer Planung die Vorgaben zum Behindertengleichstellungsgesetz, vor allem die stufenfreie Erreichbarkeit der Ordination.

Welchen Bedarf an Mitarbeiterinnen und Mitarbeitern habe ich?
Die Anzahl Ihrer Mitarbeiterinnen und Mitarbeiter beeinflusst auch den notwendigen Raumbedarf für diese (vgl. Abschnitt 4).

2. Funktionalität

Eine schöne Ordination ist gut. Eine gut funktionierende (und schöne) Ordination jedoch noch viel besser. Vor allen Überlegungen zur Gestaltung der Ordination ist es also wichtig, sich ganz intensiv mit den notwendigen Funktionsabläufen innerhalb der geplanten Räume auseinanderzusetzen. Wir sind als Planer oft erstaunt, wie viele Funktionsdefizite in bestehenden Ordinationen „ertragen" werden, einfach weil es so ist oder man es gewohnt ist. Bedenken Sie, dass der Ordinationsalltag über weite Bereiche aus stark repetitiven Abläufen besteht. Scheinbare Kleinigkeiten im Behandlungsablauf wirken sich durch die Wiederholung dramatisch auf die Effizienz des Ordinationsbetriebes aus! Dazu zwei Beispiele: So wird oft die Wichtigkeit geeigneter, übersichtlicher und ausreichend großer Staumöglichkeiten für die Lagerhaltung unterschätzt. Kartons mit Reinigungsmitteln, Verbandsmaterial und Einmalspritzen lagern dann dort, „wo gerade Platz ist" – im schlechtesten Fall in Schränken direkt im Behandlungsraum. Die Ordinationsassistenz verbringt dann viel Zeit mit dem Suchen und Verstauen oder simpler Tätigkeit wie dem Auswechseln einer Auflagerolle der Patientenliege. Sie stört damit womöglich noch den Behandlungsfluss bzw. muss auf einen Patientenwechsel warten. Oft sehen wir auch eine nicht ausreichende Anzahl von Stromkreisen bzw. eine eigentlich für eine Wohnung ausgelegte elektrische Installation. Der Ordinationsbetrieb muss vor allem stabil laufen – es ist schwer zu ertragen, wenn z.B. das Einschalten der Kaffeemaschine zum Risiko für die Internetverbindung oder den Anmeldecomputer wird.

Im Wesentlichen gibt es zwei Funktionskreisläufe – den der Patientin bzw. des Patienten und den der Ärztin bzw. des Arztes sowie der Mitarbeiterinnen und

Mitarbeiter –, die miteinander interagieren müssen. Es ist sinnvoll, sich vor konkreten Planungsüberlegungen diese beiden Funktionskreisläufe genau zu visualisieren und auch später konkrete Pläne immer wieder mit diesen Funktionskreisläufen abzugleichen oder zu überprüfen.

2.1. Der Weg des Patienten bzw. der Patientin

- Wie findet die Patientin bzw. der Patient meine Ordination?
- Ist sie klar an der Straße ersichtlich und/oder eindeutig beschildert? Sind dabei die Vorgaben der Ärztekammer zum Werbeverbot eingehalten?
- Ist der Weg von der Straße bis zum Behandlungsraum rollstuhlgerecht ausgeführt?
- Ist der Weg zur Ordination innerhalb des Hauses klar und eindeutig beschildert?
- Wie öffnet die Patientin bzw. der Patient die Haus- bzw. die Ordinationstür?
- Welche Klingelsystematik gibt es hier?
- Wie meldet sich die Patientin bzw. der Patient an? Wie wird die DSGVO beim Anmelden sichergestellt?
- Wie wartet die Patientin bzw. der Patient? Mit wie vielen Begleitpersonen pro Patientin/Patient ist in der Regel zu rechnen? Welche Maßnahmen sind möglich, um das Warten zu erleichtern?
- Ist das WC ausreichend ausgestattet (und rollstuhlgerecht)?
- Wie wird die Patientin/der Patient aufgerufen? Wie findet sie/er das Behandlungszimmer?
- Wie checkt die Patientin/der Patient aus? Wo und wie bekommt sie/er die entsprechenden Unterlagen (Rezept, Überweisung, neuer Termin etc.)?

2.2. Der Weg der Mitarbeiterinnen und Mitarbeiter bzw. der Ärztin und des Arztes

- Arbeitet die Ärztin/der Arzt in einem oder in mehreren Räumen?
- Sind die Behandlungsräume so gestaltet, dass es innerhalb des Raumes den ärztlichen und den Patientenbereich gibt?
- Kann die Ärztin/der Arzt Räume wechseln, ohne den Weg der Patientinnen/Patienten zu queren? Gibt es einen Sozialraum sowie Umkleide- und Sanitärräumlichkeiten für die Mitarbeiterinnen und Mitarbeiter?

Aus den hier angeführten Fragen können Sie eine Anforderungsliste Ihrer künftigen Ordination ableiten. Daraus ergibt sich schnell ein erstes Profil für die Suche einer geeigneten Mietfläche (siehe Kapitel 4), aber auch für die eigene Praxisplanung.

3. Kleiner Exkurs: Ordinationsübernahme

Im Zuge einer Ordinationsübernahme stehen Ihnen bereits Ordinationsräumlichkeiten zur Verfügung. Trotzdem sollten Sie die oben angeführten Fragen durchgehen, um ein möglichst klares eigenes Bild von Ihren idealen Arbeitsbedingungen zu bekommen, um so die bestehenden Räumlichkeiten beurteilen können. Mit hoher Sicherheit werden Sie feststellen, dass die bestehende Ordination in einigen Bereichen veraltet ist oder nicht gänzlich Ihren Anforderungen entspricht. Dazu zwei Tipps:

3.1. Was unbedingt vor Ordinationsübernahme geklärt werden muss

Ist die Ordinationsgröße ausreichend?

Wenn die Ordination schon jetzt „aus allen Nähten platzt", ist Vorsicht geboten.

Wie sind die rechtlichen Rahmenbedingungen der Ordinationsübernahme?

Bedenken Sie, dass z.B. die Übernahme des Kassenvertrages und der eigentliche Mietvertrag der Ordination zwei verschiedene Sachverhalte sind. Sprechen Sie möglichst direkt mit der Vermieterin/dem Vermieter und klären Sie, zu welchen Bedingungen Sie später den Mietvertrag Ihrer Vorgängerin/Ihres Vorgängers übernehmen können. Bedenken Sie auch, dass Sie später den Kassensitz nur in einem relativ engen Radius auf einen anderen Standort übertragen können.

Ist die bestehende Ordination rollstuhlgerecht?

Zwar gilt für bestehende Ordinationen das Behindertengleichstellungsgesetz nicht in vollem Umfang, doch in jedem Fall wäre zu klären, ob diese später mit vertretbarem Aufwand rollstuhlgerecht umzubauen ist. Sollte das nicht gegeben sein, hat die Ordination je nach Entwicklung der Gesetzeslage ein „Ablaufdatum" und es ist entsprechende Vorsicht geboten.

3.2. Schränken Sie Ihre Umbaupläne (vorerst) ein!

Sollten Sie die bestehenden Räume übernehmen können, ist es empfehlenswert, erst einmal einige Zeit in diesen Räumen unverändert weiterzuarbeiten, auch wenn eventuell an der Praxis vieles „nicht passt" oder Sie andere Vorstellungen von der Gestaltung der Praxisräumlichkeiten haben. So lernen Sie Ihre Patientinnen/Patienten und die spezifischen Gegebenheiten der Ordination detailliert kennen und gewinnen ein detailliertes Bild für notwendige Änderungen, können aber gleichzeitig die notwendigen Investitionen mit den Erträgen der Praxis ins Verhältnis setzen.

4. Raumbedarf – Fläche

Als Planer werden wir oft gefragt, wie groß die optimale Ordination sein soll. Dies ist nicht pauschal zu beantworten, da der Raumbedarf zum einen sehr stark von den oben beschriebenen grundsätzlichen und funktionalen Anforderungen abhängt und in der Realität entsprechende Flächen nicht leicht zu bekommen sind.

Für eine grobe Kalkulation gelten folgende Faustregeln:

- Rechnen Sie mit etwa 20 m^2 pro Behandlungszimmer.
- Ziehen Sie unbedingt mehrere Behandlungszimmer pro behandelnder Ärztin/behandelndem Arzt in Betracht!
- Berücksichtigen Sie die notwendigen Nebenräume wie z.B. Labor oder Infusionsraum. Diese Räume können in aller Regel deutlich kleiner als die Behandlungsräume sein, also ca. 10–15 m^2.
- Planen Sie unbedingt ausreichende Flächen für die Mitarbeiterinnen und Mitarbeiter ein: eine Teeküche mit Aufenthaltsmöglichkeit sowie ausreichende Umkleidemöglichkeiten (ca. 15 m^2).
- Summieren Sie die hier genannten Quadratmeter und schlagen Sie nochmals 50 % auf die Summe für allfällige Nebenflächen (Erschließungsgänge und Anmeldebereiche) auf.

Die Summe beschreibt nun einen prinzipiellen Platzbedarf unter idealen „Laborbedingungen", mit der Sie sich auf die Suche nach einer in Frage kommenden Fläche begeben können.

Berücksichtigen Sie bei der Suche auch Ihre Erkenntnisse aus Kapitel 1 – insbesondere zur rollstuhlgerechten Erreichbarkeit der Ordination! Natürlich werden potentielle Objekte nicht exakt Ihren Flächenanforderungen entsprechen. Lediglich in Neubauten wären die exakten Quadratmeter pro Raum realisierbar. Besonders in Altbauten ergeben sich dann ständig „zu große" oder „zu kleine" Räume bzw. ungünstige Raumbezüge. Hier gilt folgende prinzipielle Tendenz: Die potentiellen Miet- oder Erstehungskosten Ihrer Ordination sind allermeist wesentlich geringer als die Kosten, die Ihnen Ihre Mitarbeiterinnen und Mitarbeiter verursachen. Doch die Funktionalität Ihrer Ordination bestimmt in hohem Maß Ihren Ertrag aus der Arbeit mit! Besonders bei Kassenordinationen und noch stärker bei Gruppenpraxen gilt: Wählen Sie daher im Zweifelsfall eher etwas größere als zu knappe Flächen! Ein zu kleiner Ordinationsbetrieb ist später kaum zu optimieren oder zu erweitern, zumeist nur mit einem aufwendigen Umzug, der immer auch eine komplette Neuinvestition bedeutet!
Etwas anders verhält es sich bei Wahlarztordinationen, vor allem, wenn diese nur zeitweise bzw. nicht über die gesamte Arbeitswoche genutzt werden. Dadurch fällt das „Effizienzpotiential" der Praxisräume nicht so stark ins Gewicht. Hier können auch kleinere, eingeschränkte Flächen (dafür in möglichst guter Lage – siehe Kapitel 4) in Betracht gezogen werden.

5. Kosten eines Ordinationsumbaus

Für die Gründerin/den Gründer einer Ordination ist diese Frage natürlich von elementarer Bedeutung. Doch bevor wir uns den Kosten zuwenden, ist ein ganz wesentlicher Aspekt voranzustellen: Je besser und genauer die Planung, umso geringer sind potentielle Fehler und damit Kostenüberraschungen. Vor allem aber reduziert eine präzise Planung Folgekosten, die Sie im täglichen Betrieb Ihrer Praxis zu tragen haben.

Prinzipiell ergeben sich die Kosten der Ordinationserrichtung aus den Bau- und Baunebenkosten:
Die Baukosten summieren sich aus den Kosten für

- die Baukonstruktion, welche sich in Kosten wie Decken-, Wände-Bodenlegerarbeiten etc. aufgliedern,

- die Installationskosten, bestehend aus Kosten wie Sanitär, Lüftungs-, Klima-, Heizungsinstallation, aber auch Elektro- und EDV-Verkabelung
- die Einrichtung Ihrer Ordination.

Zu diesen Baukosten addieren sich notwendige Baunebenkosten wie Planung durch Architektin/Architekten, Genehmigung, ggf. Fachplanung wie Statik, Haustechnik etc. Die Summe aus Bau- und Baunebenkosten ergibt die Errichtungskosten der Ordination. Schon diese kurze Aufstellung zeigt die Schwierigkeit einer pauschalen Kostenschätzung, denn je nach baulicher Situation kommen noch Kosten für Abbruch und Bauvorbereitung oder für statisch notwendige Maßnahmen dazu. Als groben Richtwert können Sie für erste Überlegungen die Summe dieser Errichtungskosten für den reinen Ausbau wie folgt kalkulieren:

Errichtungskosten = Quadratmeter Ordination x 1.800,- Euro/m²

Achtung: Dieser Richtwert geht von „Laborbedingungen" im Neubau aus! Sollten Sie also die Sanierung einer Altbauvilla für Ihre Ordination oder auch einen kompletten Neubau planen, müssen Sie mit deutlich größeren Zahlen operieren. Wichtig ist also:

- Nicht nur die Baukosten betrachten.
- Baunebenkosten der Planung sowie allfällige Ausstattungen mit Medizintechnik und EDV gleich mitkalkulieren.
- Vorprüfung eines Bauvorhabens durch eine Planerin/einen Planer vornehmen lassen.
- Eine Kostenschätzung durch die Planerin/den Planer in jeder Planungsphase einfordern!

6. Wer plant? Wer baut?

Können oder wollen Sie selbst planen? Beauftragen Sie damit eine Baumeisterin/einen Baumeister? Oder wollen Sie eine Architektin/einen Architekten beiziehen? Wie sich aus dem bisher Geschilderten ergibt, ist der Umbau – und noch stärker der Neubau – einer Ordination ein komplexes Vorhaben, bei dem rechtliche, finanzielle und bautechnische Möglichkeiten abgewogen und umgesetzt werden sollen. Viele potentielle Stolpersteine gilt es zu beachten bzw. aus dem Weg zu räumen und dabei das Investitionsbudget immer klar vor Augen zu haben. Meistens wird es daher empfehlenswert sein, professionelle Hilfe in Anspruch zu nehmen. Das betrifft die Steuerberatung genauso wie die Finanzierung, den rechtlichen Beistand oder eben das Bauen. Grundsätzlich gilt dabei immer: Je umfassender das Vorhaben, umso wichtiger ist die Notwendigkeit professioneller Unterstützung!

Wenn Sie also den Umbau eines einzelnen Praxisraumes planen, ist dies sicher problemlos durch ein Pauschalangebot einer lokalen oder befreundeten Baumeisterin bzw. eines Baumeisters möglich. Sollten Sie jedoch eine komplette Ordinationssanierung oder einen Neubau planen, ist die Hilfe unabhängiger Planerinnen bzw. Planer unumgänglich, zumal auch genehmigungsrechtliche Fragestellungen abzuklären sind! Die Ergebnisse des Bauens sind jedoch immer nur so gut, wie einerseits Ihre möglichst klaren Vorgaben und Ziele sind und anderseits die Qualität der professionellen Beratung ist.

Dazu folgende Tipps:

➡ Wählen Sie die professionelle Hilfe sorgfältig aus!

Eine gute Planerin/ein guter Planer muss das Handlungsfeld des Ordinationsbaus möglichst umfassend kennen. Legen Sie Wert auf entsprechende Referenzen! Suchen Sie ein unverbindliches Erstgespräch mit verschiedenen Planerinnen und Planern und entscheiden Sie sich dann für jene oder jenen, bei der/dem Sie sich am besten verstanden fühlen! Die Planerin bzw. der Planer soll Ihre Interessen gegenüber allen anderen Baubeteiligten vertreten. Achten Sie deshalb darauf, dass keine Abhängigkeit der Planerin bzw. des Planers von bestimmten Bau- oder Ausstattungsfirmen etc. besteht! Seien Sie entsprechend vorsichtig bei „Gratisangeboten", die Sie dann in den konkreten Baukosten doppelt abgelten müssen oder die Sie in die Abhängigkeit von Ausstattungs- oder Baufirmen zwingen. Sinnvoll ist sicher die Wahl einer unabhängigen Architektin/eines unabhängigen Architekten oder einer Ziviltechnikerin/eines Ziviltechnikers, die/der sowohl die bautechnischen als auch die baurechtlichen und ökonomischen Bedingungen Ihres Projektes detailliert versteht und beurteilen kann.

➡ Geben Sie möglichst klare Vorgaben!
Ein Plan ist immer nur so gut wie das vorgegebene Planungsziel. Je genauer und präziser Ihre Vorgaben sind, desto besser ist das Planungsergebnis. Sprechen Sie regelmäßig mit Ihrer Planerin/Ihrem Planer und gleichen Sie deren/dessen Planungserkenntnisse mit Ihren Vorstellungen ab. Das ist oft mühsam und zeitraubend, doch es ist immer besser, Probleme in der Planung oder auch in den eigenen Vorgaben zu finden, als diese in der fertiggestellten Ordination korrigieren oder ertragen zu müssen.

➡ Holen Sie sich möglichst schon für die Standortsuche Unterstützung!
Die Planerin/der Planer kann die Pros und Kontras für oder gegen einen potentiellen Standort, also genehmigungsrechtliche Aspekte, evtl. notwendige, den Ausbau vorbereitende Schritte wie Abbruch oder statische Maßnahmen, mit in die Entscheidung einbeziehen und damit das jeweilige Investitionsvolumen und jeweils mögliche räumliche Machbarkeiten einschätzen.

7. Ambiente

Das Thema der eigentlichen Ausgestaltung von Ordinationsräumlichkeiten könnte dieses Buch alleine füllen. Es steht nicht ohne Grund am Ende dieses Kapitels, denn es ergibt sich in den Grundzügen aus den vorher genannten Themen. Bedenken Sie immer: Eine gute Ordination soll Sie und Ihre Arbeit verkörpern. Dabei „sprechen" diese Ordinationsräumlichkeiten umfassender mit ihren Patientinnen/Patienten, als Sie für diese Zeit finden werden.

Unberechtigt, aber so ist es: Patientinnen/Patienten schätzen als medizinische Laien den Grad Ihrer Professionalität in hohem Maß anhand Ihrer Ordinationsräumlichkeiten ein. Sorgen Sie deshalb für ein freundliches, aufgeräumtes, klares und übersichtliches Ambiente! Legen Sie entsprechenden Wert auf die Ausgestaltung Ihrer Ordination als Ort Ihres Wirkens! Sie selbst profitieren davon gleich mehrfach: durch einen schönen Arbeitsplatz, durch Mitarbeiterinnen und Mitarbeiter, die hier effizient arbeiten können und sich aufgehoben fühlen, und vor allem durch zufriedene Patientinnen und Patienten.

Der Weg von der Immobilienauswahl bis zur Wunschpraxis – praktische Beispiele

Eva Pöschl, Sophia Pöschl

Sie haben sich entschieden, eine Praxis für Allgemeinmedizin zu eröffnen und fragen sich nun, wie viel Fläche die passenden Immobilien haben sollte, um Ihren Bedürfnissen im Arbeitsalltag gerecht zu werden? Diese Antwort mit beispielsweise 200 m^2 zu pauschalisieren ist nicht möglich, jedoch kann durch eine klare Definition des Anforderungsprofiles ein Richtwert festgelegt werden:

Räume (Standardausstattung)	Durchschnittliche Größe pro Raum in m^2	mal	Anzahl der Räume	ist gleich	Benötigte Größe in m^2
Anmeldung	10	x		=	
Warteraum	14	x		=	
Zwischenwarten	5	x		=	
Besprechungsraum	12	x		=	
Backoffice	8	x		=	
Behindertengerechtes WC	4,5	x		=	
Mitarbeiter-WC	3	x		=	
Teeküche	10	x		=	
Sozialraum (ab bestimmter Mitarbeiterzahl)	17	x		=	
Mitarbeiterumkleide	3	x		=	
Abstellraum	3,25	x		=	
Archiv	3,75	x		=	
Haustechnikraum	4,75	x		=	
Vorraum/Gang	20	x		=	

Räume (Standardausstattung)	Durchschnittliche Größe pro Raum in m^2	mal	Anzahl der Räume	ist gleich	Benötigte Größe in m^2
Räume (fachspezifisch empfohlen)					
Behandlungsraum klein (Typ I)	14	x		=	
Behandlungsraum mittel (Typ I)	17	x		=	
Behandlungsraum groß (Typ I)	20	x		=	
Instrumentenaufbewahrung/ kleines Labor	10	x		=	
Harnanalyse	2,5	x		=	
Multifunktionsraum	12	x		=	
Therapie (Liegeplätze)	4	x		=	
Voruntersuchung	7	x		=	
Infusion/Blutabnahme (Sitzplätze)	11	x		=	
Röntgen	15	x		=	
Mutter-Kind-Pass	15	x		=	
Notfallraum	9,75	x		=	
Dienstzimmer	6,25	x		=	
Hausapotheke	16	x		=	
Verbands-/Gipszimmer	8	x		=	
Laserraum	8	x		=	
Gehirnstrommessung	9	x		=	
Benötigte Gesamtfläche (Summe pro Raum)					

Ausschnitt Flächenberechnungstool für Allgemeinmedizin

1. Die Qual der Wahl

Sie haben einige Immobilien gefunden, die für Ihre zukünftige Wunschpraxis in Frage kommen, und stehen nun vor der Qual der Wahl, welche nun die Richtige für Sie ist?

Nicht immer ist die schönste Immobilie für eine Arztpraxis auch die geeignetste. Bevor es nun zu einer endgültigen Entscheidung und Unterzeichnung eines Miet- oder Kaufvertrages kommt, ist es von wesentlicher Bedeutung, die bauliche Ausstattung der Räumlichkeiten genau unter die Lupe zu nehmen. Hierbei bestehen zentrale Unterschiede in der Ausstattung zwischen einer als Wohnung/Büro/Geschäftslokal angedachten Immobilie und jener, die später als Praxis genutzt werden soll. Beispielsweise werden in einer Wohnung deutlich weniger Wasseranschlüsse (WC, Küche und Badezimmer) benötigt, wohingegen in einer Arztpraxis in nahezu jedem Raum ein solcher benötigt wird: z.B. Behandlungsraum Typ 1 und 2, kleines Labor, Instrumentenaufbereitung, Infusion und Therapie, Teeküche, WC etc. Gleiches gilt für die Anzahl der benötigten Stromkreise. Im Speziellen für die Planung einer allgemeinmedizinischen Praxis ist es von großer Bedeutung, sich bei der Immobilienbesichtigung einen Überblick über die Teilbarkeit der einzelnen Räume zu verschaffen. Ebenso wie bei den Wasseranschlüssen und Stromkreisen wird eine Vielzahl einzelner Räume benötigt. Das A und O für eine möglichst flexible und optimale Raumeinteilung sind die Positionen der Fenster (Andockmöglichkeiten für neue Wände) und die Positionen der tragenden Wände sowie Möglichkeiten für Durchbrüche. Letztere bestimmen später wesentlich den täglichen Praxisablauf von Ärztin/Arzt, Assistentin/Assistent und Patientin/Patient und stellen das sogenannte Drei-Wege-Prinzip dar. Ebenso spielen der bestehende Boden sowie die Art der Decke und der Heizung eine Rolle, wenn es darum geht, ob und mit welchem Aufwand neue Wände eingezogen werden können.

Die vorgeschriebene Raumhöhe von mindestens 260 cm, die sogenannte fertige Raumhöhe, ist in jeden Fall einzuhalten und für eine Praxis der Allgemeinmedizin unumgänglich. Was bedeutet nun fertige Raumhöhe? Die fertige Raumhöhe ist jene, die vom verlegten Boden bis zur Decke gemessen wird. Ist bereits eine abgehängte Decke vorhanden oder wird diese für die Zukunft angedacht, so ist jene Abmessung die fertige Raumhöhe, die vom Boden bis zur Unterkante der abgehängten Decke und nicht jene, die vom Boden zur Rohdecke gemessen wird.

2. Sechs wesentliche Schritte

Sobald die Entscheidung für eine Immobilie gefallen ist, folgen sechs wesentliche Schritte für eine erfolgreiche und reibungslose Umsetzung der Wunschpraxis:

1. Auswahl der benötigen Professionistinnen/Professionisten zur Planung, Einrichtung und Umsetzung
2. Erstellung eines Grundriss- und Ablaufplanes
3. Ermittlung der Gesamtkosten auf Basis des Grundrissentwurfs
4. Definition der baulichen Kosten – wer zahlt was?
5. Einrichtungsplanung und medizintechnische Ausstattung
6. Bauliche Projektumsetzung

Zur Umsetzung dieser Schritte sollten zumindest zwei bis sechs Monate eingeplant werden, abhängig von den vorzunehmenden baulichen Maßnahmen und den individuellen Ansprüchen der Einrichtungsplanung. Grundsätzlich sollte von der Grundriss- bis zur Einrichtungsplanung ein Zeitraum von ca. zwei bis sechs Wochen einkalkuliert werden.

Bei der Wahl Ihrer Praxisplanerin/Ihres Praxisplaners stellt sich eine entscheidende Frage: Wie viel Unterstützung benötigen Sie und inwieweit wollen Sie als Arzt bzw. Ärztin aktiv in die Umsetzung der neuen Praxisräumlichkeiten involviert sein? Also welche Arbeiten sollen von Ihrer Dienstleisterin/Ihrem Dienstleister für Sie erledigt werden und welche wollen Sie selbst übernehmen? Am Markt etablierte Anbieterinnen und Anbieter haben unterschiedlichste Leistungs- und Produktvielfalten für die Praxisplanung und -umsetzung im Angebot – von der Rundumbetreuung bis hin zur einzelnen Grundrissplanung, von exklusiven Designermöbeln bis hin zu standardisierten, speziell für den Gesundheitsbereich entwickelten Möbellinien für ein kleineres und planbares Budget.

Bevor es jedoch um die Einrichtungsdetails Ihrer Praxis geht, muss zuerst das Fundament für Ihre Wunschpraxis gelegt werden – die Grundriss- und Ablaufplanung, welche wiederum die Basis für die Gesamtkostenschätzung der Maßnahmen und Investitionen bildet. Bei der fachspezifischen Grundrissplanung für eine allgemeinmedizinische Arztpraxis liegt das Augenmerk auf einer effizienten Ablaufplanung. Die Hauptrolle spielt dabei das Drei-Wege-Prinzip. Optimalerweise wird ein Grundriss geplant, auf dessen Basis die Ärztin/der Arzt im späteren Arbeitsablauf die Möglichkeit, hat von Raum zu Raum zu gehen, ohne dabei beispielsweise durch das Wartezimmer laufen zu müssen. Aus dem Blickwickel der Assistentinnen/Assistenten ist es von großem Vorteil, beispielsweise von der Anmeldung aus gesehen einen möglichst direkten Zugang zum Infusions- und Therapiebereich sowie einen Überblick über das Wartezimmer zu haben.

Das Drei-Wege-Prinzip soll nachfolgend an unterschiedlichen Anforderungsprofilen von allgemeinmedizinischen Praxen veranschaulicht werden. Dabei zeigen die grünen Pfeile den Weg der Ärztin/des Arztes, die blauen Pfeile den Weg der Patientin/des Patienten, die roten Pfeile den Weg der Assistentin/des Assistenten.

1. Kassenarzt für Allgemeinmedizin ohne Hausapotheke und ohne Röntgen

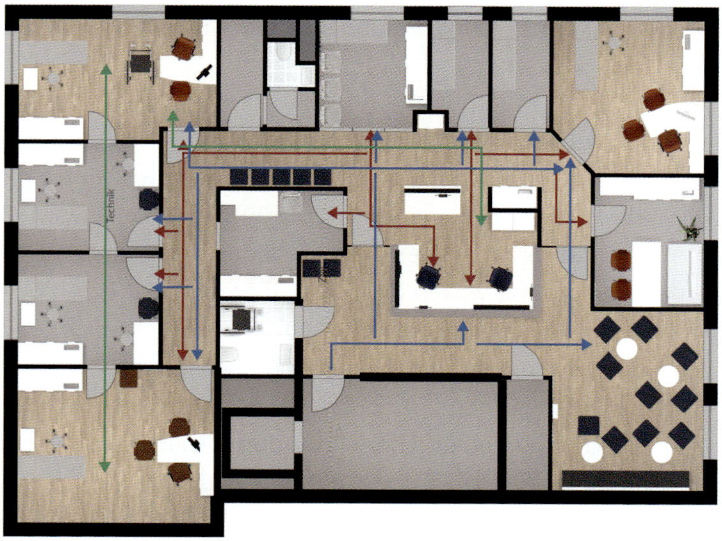

2. Kassenärztin für Allgemeinmedizin mit Hausapotheke und ohne Röntgen

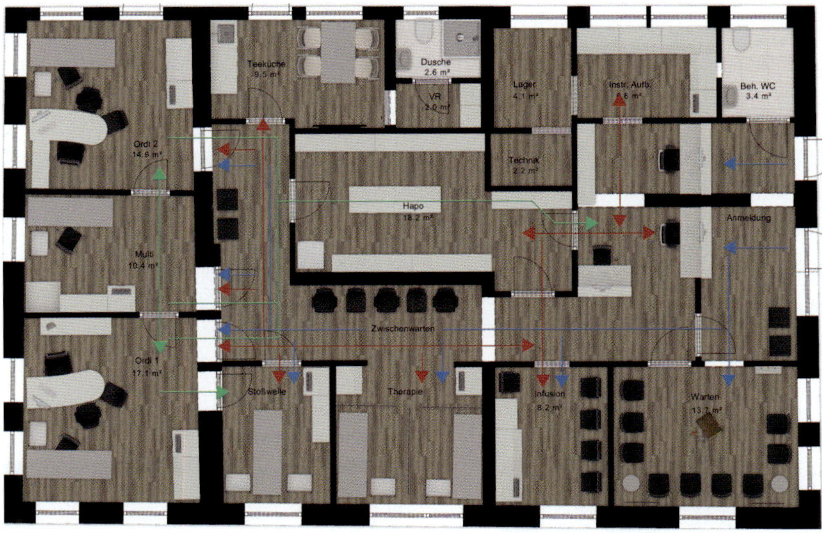

3. Kassenärztin für Allgemeinmedizin mit Hausapotheke und mit Röntgen

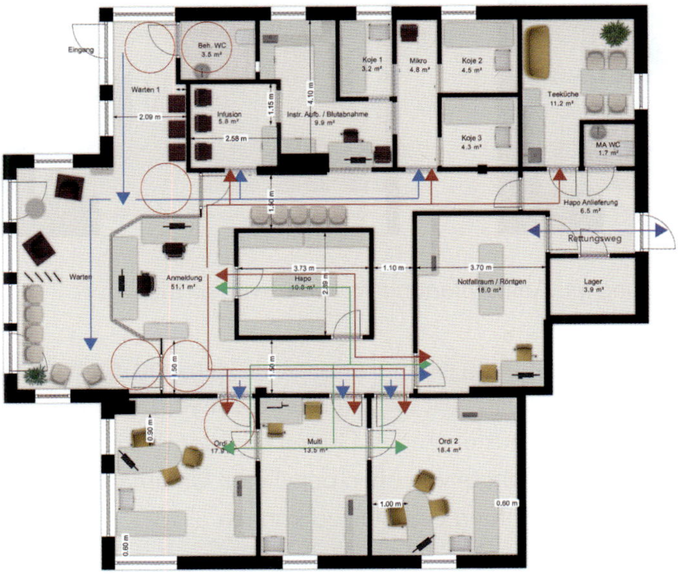

Das Drei-Wege-Prinzip wird nicht nur in Bezug auf die Anordnung der Räume angewandt, sondern dient auch dazu, die optimalen Wege in den Räumen zu definieren, wie das nächste Beispiel veranschaulicht. Grundsätzlich sollten in einer ordentlichen Ablaufplanung für die Nachvollziehbarkeit der Arbeitsabläufe im Raum stets Platzhalter für Möbel hinzugefügt werden.

Funktionale Ablaufplanung vs.	Ablaufplanung mit Kreuzwegen
☑ kurze Wege & effiziente Abläufe ☑ wenige Überschneidungspunkte mit der Patientin/dem Patienten	☒ lange Wege & umständliche Abläufe ☒ viele Überschneidungspunkte der Wege zwischen Ärztin/Arzt und Patientin/Patient

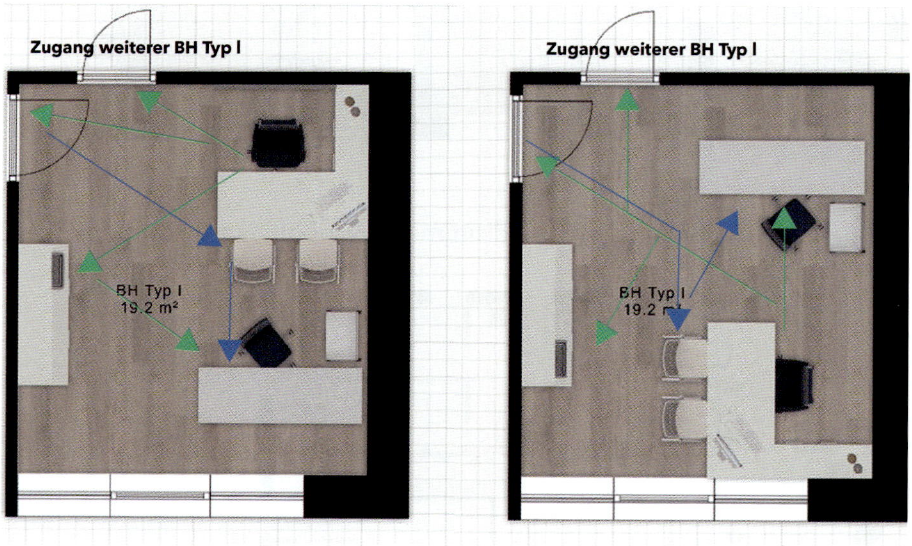

Funktionale Ablaufplanung vs. Ablaufplanung mit Kreuzwegen BH Typ I

Ist die Grundriss- und Ablaufplanung einmal abgeschlossen und stehen die Positionen der Möbel und Medizintechnik fest, werden die medizintechnischen Anschlüsse inkl. Legende für die ausführenden Firmen von der Praxisplanerin/vom Praxisplaner erstellt, um Angebote von allen beteiligten Unternehmen hinsichtlich des Baues und der Einrichtung einholen zu können.

Kosten	€ Kosten inkl. MWSt
A Investitionen	
B Kauf-/Mietpreis der Immobilie	
B Ausbau-/Sanierungskosten	
C unvorhergesehene Kosten	
D Planungs- und Projektabwicklungskosten	
Zwischensumme	
Abzüglich Kostenbeteiligung Investorin/Investor bzw. Eigentümerin/Eigentümer	
A Investitionen	Keine Kostenbeteiligung möglich
B Investitionen	Keine Kostenbeteiligung möglich
B Ausbau-/Sanierungskosten	
C unvorhergesehene Kosten	
D Planungs- und Projektabwicklungskosten	
Gesamtsumme	

Ausschnitt Praxis-Quick-Check – Grobkostenschätzung Übersicht

Liegen die Angebote einmal auf dem Tisch, stellt sich die Frage: Wer zahlt was? Grundsätzlich ist es wichtig, seitens der Praxisplanerin/des Praxisplaners eine Schnittstellenliste für die einzelnen Gewerke und Projektbeteiligten zur Verfügung zu stellen. Auf dieser Basis kann in die Verhandlung gegangen und entschieden werden, wer welche Herstellungskosten für die Praxis trägt. Denn eine Praxis sorgt bei der Herstellung stets für einen teureren Quadratmeterpreis als Standards wie Wohnungen, Büros und Geschäftslokale.

Die erhöhten Kosten kommen durch die unterschiedlichen Anforderungen, Vorschriften und Normen im niedergelassenen Gesundheitsbereich zustande:

- fugenloser Boden mit teilweiser notwendiger Hohlkehle,
- erhöhter Bedarf an Stromkreisen, Steckdosen, EDV, Wasseranschlüssen und WCs,
- teilweise ist ein abwischbarer 2K-Anstrich der Wände notwendig,
- teilweise sind schalldämmende Wände und Türen notwendig.

Grundsätzlich wird empfohlen, den finalen Grundriss- und Ablaufplan inkl. medizintechnischer Anschlüsse, Legende und detaillierter Beschreibung der baulichen Ausführung sowie Angebote der Gewerke und die Schnittstellenliste in den Anhang des Miet- bzw. Kaufvertrages zu geben, um unvorhergesehene Kosten, die nicht in der Budgetplanung berücksichtigt wurden, zu vermeiden.

Die detaillierte Einrichtungsplanung ist einer der letzten, aber wohl schönsten Prozesse der Praxisgründung, hierbei stehen Ihre Bedürfnisse, Vorstellung und Wünsche im Vordergrund. Bei der ästhetischen Gestaltung der Praxis spielt neben der Frage nach der Funktionalität auch die Kostenfrage eine wesentliche Rolle. Auch hier müssen Vorschriften aus der Hygieneverordnung, wie beispielsweise ein Waschbecken ohne Überlauf bei einer Behandlungszeile, berücksichtigt werden.

Weitere wichtige Elemente für eine ordnungsgemäße Einrichtungsplanung sind folgende: Beispielsweise ist in der Instrumentenaufbereitung darauf zu achten, dass die Möbel mit einem reinen sowie einen unreinen Bereich geplant werden. Bei den Waschbecken wiederum ist in der gesamten Praxis darauf zu achten, dass diese ohne Überlauf ausgeführt sind. Letzteres bedeutet nicht viel mehr als eine fugenlose Ausführung, damit eine hygienische Reinigung an den Übergängen zur Arbeitsplatte gewährleistet ist und sich hier keine Bakterien etc. ansammeln können. Auch absperrbare Laden sind sowohl in jedem Behandlungszimmer am Arbeitsplatz als auch beim Empfang für die Assistentinnen/Assistenten Vorschrift. Ebenfalls sollte bei der Planung des Empfanges die Datenschutzverordnung beachtet werden und eine „Intimsphäre" für die Aufnahme der Patientendaten geschaffen werden. Gleichzeitig sollten die Mitarbeiterinnen/Mitarbeiter am Empfang stets einen Blick ins Wartezimmer werfen können.

Bei der Einrichtung besteht die Wahl zwischen individuellen Designermöbeln (maßgefertigt für die neue Wunschpraxis) oder einem standardisierten, funktionalen und schlichten Produkt aus einer Möbellinie. Wichtig ist bei beiden Varianten ein funktionelles Design, das den Arbeitsalltag effizient ermöglicht. Vorteil: planbare und überschaubare Kosten.

Individuelle Planung mit Maßanfertigung (Praxisbeispiele):

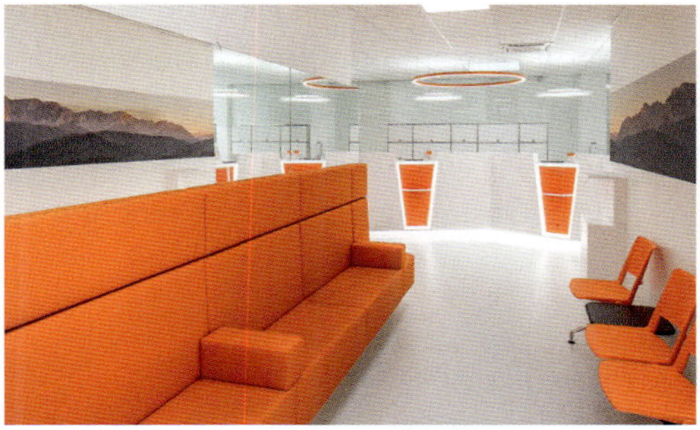
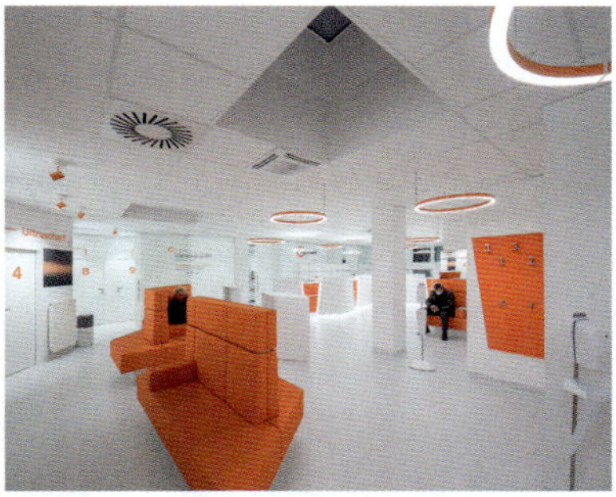
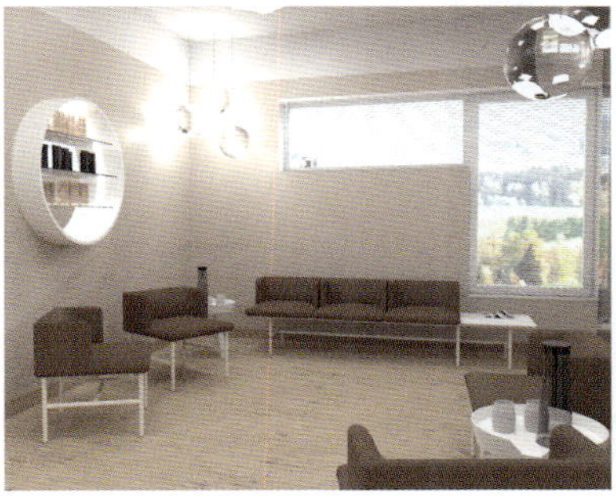
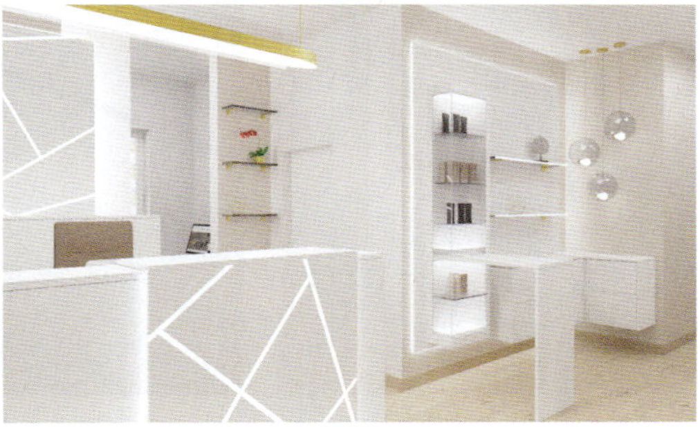

Individuelle Planung mit Standardprodukt (Praxisbeispiele):

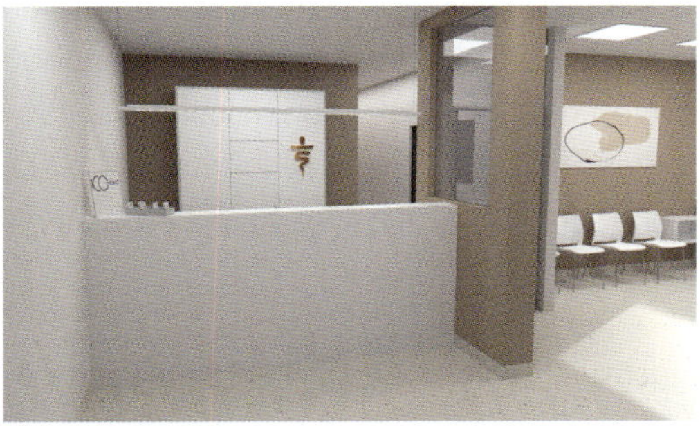
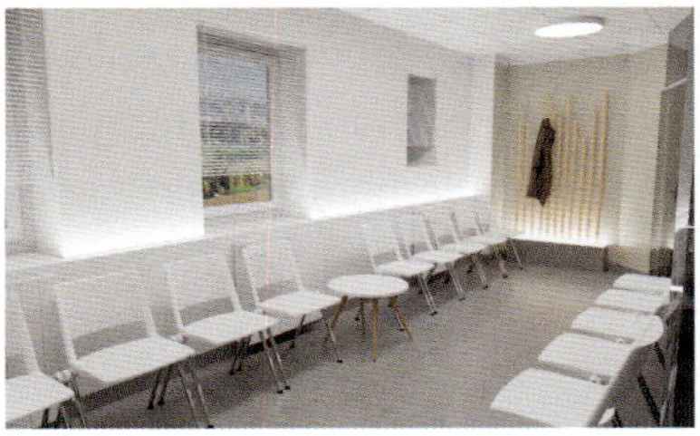
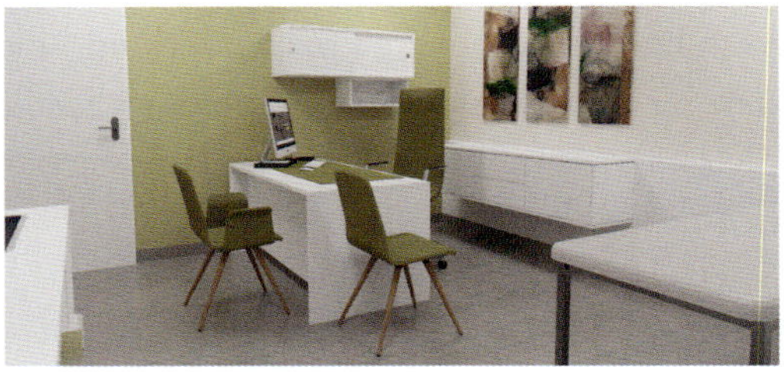

So gibt es beispielsweise Ordnungssysteme für Behandlungszeilen, welche bis zu 30 % mehr Stauraum bieten und das Nachräumen für die Mitarbeiterinnen/Mitarbeiter zeitsparend gestalten. Durch den effizient genutzten Stauraum der einzelnen Möbel werden weniger einzelne Schränke benötigt und somit können beträchtliche Einsparungen, wie z.B. die Realisierung in kleineren Räumlichkeiten, erzielt werden, ohne Abstrich in puncto Design und Funktion machen zu müssen.

Praxisbeispiel Möbellinie: Innenleben mit Ordnungssystem

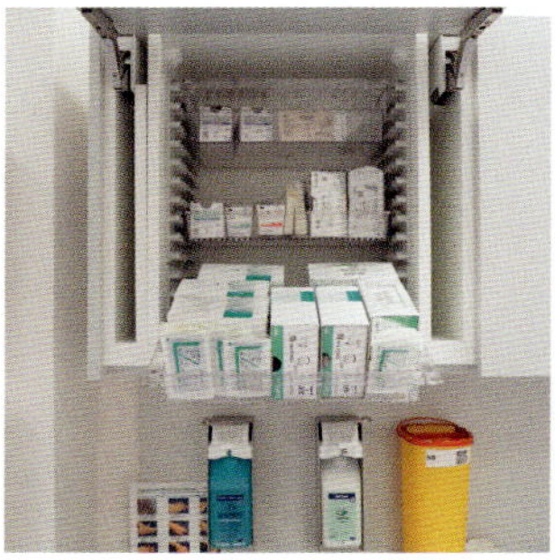

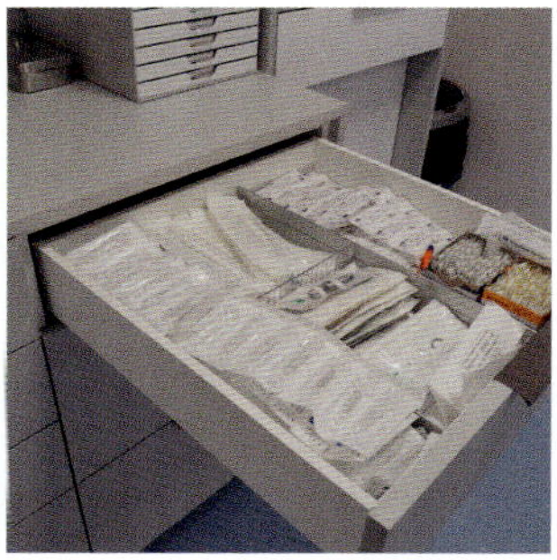

Grundsätzlich ist eine ordnungsgemäße Umsetzung der Wunschpraxis keine Monsteraufgabe. Wichtig ist es, als ersten Schritt ein Team aus erfahrenen Spezialistinnen/Spezialisten im Bereich Planung, Umbau, Sanierung, Neubau und Einrichtung zu bilden, da eine abgestimmte Umsetzung zwischen den Projektbeteiligten der Schlüssel zum Erfolg ist. Dabei ist es möglich, als Ärztin/Arzt gewisse Aufgaben selbst zu übernehmen, um einerseits aktiv an der Projektumsetzung mitzuwirken und andererseits, um Geld zu sparen.

Die Anbieter am Markt können grundsätzlich von einer rundum sorglosen Betreuung bis hin zu „so viel Hilfe wie nötig, so wenig wie möglich" alle Dienstleistungen rund um die Praxisgründung, -planung und -sanierung abwickeln. In den meistens kostenlos angebotenen Erstberatungsgesprächen ist es möglich, die Unternehmen mit ihrem Leistungsspektrum kennenzulernen und ein Angebot zu erhalten.

Unser Tipp: Um versteckte Kosten bei der Einrichtung zu vermeiden, sollten Sie sich bereits in der Planungsphase eine Kostenschätzung zur Einrichtung einholen. Dabei empfehlen wir die Kostenschätzung auf Basis einer standardisierten, für den niedergelassenen Gesundheitsbereich zugelassenen Möbelserie erstellen zu lassen. Die Kostenübersicht bietet Ihnen nun die Möglichkeit, mit Ihrer Praxisplanerin/Ihrem Praxisplaner im Rahmen Ihres Budgets das Design und die Ausführung im Speziellen von Anmeldung und Wartebereich – also der „Visitenkarte" Ihrer Ordination – festzulegen. Gerade hier kann viel Design viel Budget verschlingen, jedoch gibt es auch hier schöne und preisgünstigere Möglichkeiten zur ästhetischen und funktionalen Gestaltung.

EDV in der Hausarztpraxis

Gerhard Stimac

1. Allgemeines

Die EDV hat bereits Mitte der 1980er Jahre Einzug in die Hausarztpraxis gefunden. Zuerst waren es sehr fortschrittliche Praxen und computerinteressierte Ärztinnen und Ärzte, später dann mit der verpflichtenden EDV-Abrechnung ab 2002 und Einführung der e-card 2005 hat sich der Einsatz von IT in der Arztpraxis immer mehr durchgesetzt.

Mittlerweile ist der Einsatz von EDV nicht mehr wegzudenken, es gibt aber viel Luft nach oben! Die Digitalisierung in der Hausarztpraxis ist gerade in den letzten Monaten in großen Schritten vorangekommen. Denn alle Betroffenen sind sich einig: Die Digitalisierung hat durch Covid-19 einen enormen Schub erfahren, und zwar in vielen Bereichen unseres Lebens – auch und vor allem in der Medizin. Medizinische Prozesse mithilfe der IT kostengünstiger, sicherer, schneller und fokussierter zu machen, ist eine wichtige Sache – das Arbeiten soll aber auch Spaß machen und das Werkzeug, das täglich im Einsatz ist, muss unterstützen und darf nicht belasten.

Bei allen digitalen Anwendungen müssen zunächst wesentliche Punkte wie Datensicherheit und Usability geprüft sein. Weder dürfen die wertvollen Daten der Patientinnen und Patienten in Gefahr geraten, noch darf eine Ordination mit unausgegorenen Lösungen über Gebühr belastet werden. Nicht alles, was machbar ist, ist daher auch sofort sinnvoll.

Die Sozialversicherung in Österreich hat in den letzten zwei Jahrzehnten viele ihrer Prozesse digitalisiert. Ein paar Beispiele: So gibt es seit 2005 keinen Krankenschein mehr. Die Bewilligung von chefarztpflichtigen Medikamenten sowie CT- oder MR-Untersuchungen ist online möglich, Krankmeldungen, Vorsorgeuntersuchungen, das DMP-Diabetes-Programm – alles online! Mit ELGA sind auch die Entlassungsbriefe und Laborbefunde abrufbar – und zu guter Letzt können auch sämtliche, einer Patientin bzw. einem Patienten verordneten und abgegebenen Medikamente über die letzten zwölf Monate sowie Impfungen abgerufen werden. Aber auch die Inhaberinnen und Inhaber von Hausarztpraxen digitalisieren immer mehr ihre Workflows und steigern so die Zufriedenheit ihrer Patientinnen und Patienten. Sie erleichtern so sich selbst und ihren Mitarbeiterinnen und Mitarbeitern den Alltag. Hier wieder ein paar Beispiele:

Innovative Produkte wie ein Self Check-in-Terminal zielen darauf ab, Anforderungen in Ordinationen zu erleichtern und den Workflow zu verbessern. Insbesondere während der Corona-Pandemie hat sich der Self Check-In als äußerst hilfreich erwiesen. Der Körperkontakt und das Handling der e-card fallen weg, das Ordinationspersonal spart Zeit und kann beispielsweise in Ruhe Telefonate annehmen. Gleichzeitig spart sich die Patientin oder der Patient Wartezeit für die Anmeldung und erhält mittels eines grünen Häkchens am Display sofort Bescheid, ob alles geklappt hat. Die IT übernimmt die von der Patientin bzw. vom Patienten ausgewählten Daten, sodass auch die Ärztin oder der Arzt im Behandlungsraum stets informiert ist, welche Behandlungen anstehen.

Ein Tool, welches schon fast zu jeder modernen Arztpraxis gehört, ist eine Online-Terminbuchung. Sie ermöglicht den Patientinnen und Patienten, unabhängig von Ordinationszeiten von unterwegs per Smartphone, am Laptop oder über eine andere Online-Verbindung einen Termin zu buchen. Das bedeutet für Patientinnen und Patienten ein Plus an Komfort und für das Ordinationspersonal eine große Zeitersparnis. Das lange Warten in der Warteschleife und wiederholte Anrufversuche fallen aus Patientensicht weg. Für die Mitarbeiterinnen und Mitarbeiter und die Ärztinnen und Ärzte werden Ressourcen für andere Tätigkeiten frei. Das spart Zeit, Nerven und Geld. Immer mehr Aspekte unseres Alltags werden digitalisiert. Längst empfinden viele Menschen Online-Buchungen als wesentlich komfortabler als telefonische. Zudem kennt das Internet weder Öffnungs- noch Wartezeiten.

Videosprechstunden sind in Österreich seit rund zwei Jahren ebenso erfolgreich im Einsatz. Ärztinnen und Ärzte müssen sich auf die vielen unterschiedlichen Lebenssituationen ihrer Patientinnen und Patienten stets einstellen können. Mit einer Videosprechstunde können die Belastungen eines Arztbesuches, die etwa für ältere, chronisch kranke oder immobile Patientinnen und Patienten bestehen, minimiert werden. Sie bietet sich beispielsweise an, um Therapieabläufe zu kontrollieren oder Wundheilungsverläufe zu beurteilen. Doch auch der Kontakt zu Kolleginnen und Kollegen, um spezialisiertes Wissen auszutauschen, oder zu berufstätigen Patientinnen und Patienten, die Termine vereinbaren möchten, wird mit der Videosprechstunde erleichtert und spart Zeit.

Eine moderne Praxissoftware ist zudem mandantenfähig und erweiterbar. Die Softwarelösung muss sich Ihren Veränderungen anpassen können. Es kann ja sein, dass Ihre Praxis einmal eine Gemeinschafts- oder Gruppenpraxis wird – oder evtl. ein Primärversorgungszentrum. Eine Praxissoftware kann auch alle gängigen medizintechnischen Geräte, wie zum Beispiel EKG, SPIRO, Blutanalyse usw., ansprechen und Daten einlesen. Damit ist gewährleistet, dass es zu keinen Fehleingaben und Verwechslungen kommt.

Die genannten Beispiele zeigen, was bereits jetzt gut möglich und etabliert ist – die Liste könnte noch um einige Beispiele ergänzt werden. So finden sich auch immer mehr Cloud-Software-Anbieter am Markt: flexibel, die Daten an jedem Ort der Welt verfügbar und keine Hardwaresorgen. Bitte hier besonders genau hinschauen, wo und bei wem Sie Ihre Patientendaten speichern. Wer hat Zugriff, was passiert mit den Daten, wenn Sie den Anbieter wechseln usw.? Hier empfiehlt es sich, auf größere, etablierte Hersteller mit eigenen, hochsicheren Rechenzentren zu setzen.

Einen Tipp will ich Ihnen noch mitgeben: Setzen Sie auf Anbieter, welche sich auf die Gesundheitsbranche spezialisiert haben und eine gewisse Größe mit sich bringen. Diese verfügen meist über jahrelange Erfahrung, haben hunderte verschiedene Ordinations- und Organisationsformen gesehen und können mit den hohen Anforderungen von Ärztinnen und Ärzten umgehen. Die Softwareentwicklung im Gesundheitswesen ist teuer – es sind viele gesetzliche Vorschriften zu beachten und es gilt, immer den Datenschutz und die Datenverfügbarkeit zu gewährleisten. Das erfordert enorme Ressourcen – denkt man nur an die Pandemiejahre mit den sich ändernden Vorgaben im Monatstakt.

2. Software-Lösungen für den Praxisalltag

Für Ordinationsgründungen stellt sich mittlerweile nicht mehr die Frage, ob ein leistungsstarkes EDV-System nötig ist, sondern vielmehr welches und welcher IT-Dienstleister dafür geeignet ist. Zahlreiche Anbieter schlagen Software-Lösungen vor, die den Praxisalltag erleichtern sollen. Vorab gilt ebenso wie für Inneneinrichtung oder medizinische Geräte: Je erfahrener der Anbieter und je breiter das Portfolio, desto eher bleibt die Zusammenarbeit lange bestehen und kann auch neue Entwicklungen rasch und routiniert abfangen. Angesichts des Digitalisierungsschubs der vergangenen Jahre weiß jede Ärztin und jeder Arzt, wie schnell Innovationen gefordert sein können.

2.1. Software-Lösungen je nach Bedarf

Top-Software-Anbieter haben verschiedene Lösungen in ihrem Portfolio, die auf die jeweiligen Bedürfnisse zugeschnitten sind und bis ins letzte Detail maßgeschneidert werden können. Allgemeinmedizin, Fachmedizin, Gruppenpraxis, Hausapotheke, Zweitordination, Kassenpraxis oder Wahlarztpraxis? Der versierte Software-Anbieter weiß genau, welches Produkt zur Ordinationsgründung geeignet ist und welche Module vom Start weg ein Muss darstellen. So benötigt etwa einen Kassenpraxis e-card- und ELGA-Funktionalitäten, während für Wahlärzte Rechnungslegungstools von zentraler Bedeutung sind. Läuft die Praxis gut, können nach und nach weitere Module ergänzt werden, die für Patientinnen und Patienten einerseits und Mitarbeiterinnen und Mitarbeiter andererseits den Alltag erleichtern.

Technik und Service sollten dabei stets auf dem letzten Stand sein, um Ordinationen professionell zu unterstützen. Neue Software-Module werden in Zusammenarbeit mit Ärztinnen und Ärzten im Gleichklang mit aktuellen Anforderungen entwickelt und an den Workflow von Ordinationen angepasst – Individualität und Sicherheit bleiben dabei stets erhalten. Die Bedürfnisse der Ordinationsteams verliert das Unternehmen im Rahmen enger Kundenbeziehungen nie aus den Augen und berücksichtigt spezifische Anwenderwünsche. Der Kundenservice agiert auf mehreren Kanälen und bleibt immer im Austausch mit den Ordinationen.

ELGA, e-card, Patientenkartei, Leistungs- bzw. Kassenabrechnung, e-Medikation, e-Rezept, Formulardruck, Terminsystem, Arztbriefe, Einarbeitung von Fremdbefunden oder Einnahmenbuch gehören zu den Funktionen, die jede Ordination benötigt. Achten Sie dabei auch auf eine übersichtliche Oberfläche, die eine Bedienung im besten Fall intuitiv möglich macht. Patientenstammdaten, Diagnosen, Laborparameter und Medikamente sollten, wenn möglich, auf einen Blick erfassbar sein. Neben einer Ordinationssoftware, die genügend Erweiterungsspielraum bietet und für den Anfang die wichtigsten und notwendigen Komponenten abdeckt, bieten sich Zusatzmodule an, die im Ordinationsalltag Zeit und Ressourcen sparen. Dazu gehören etwa die Selbstanmeldung durch Patientinnen und Patienten, ein zukunftsweisendes Datenarchiv, e-Impfpass, Registrierkasse, Online-Terminbuchung, Kommunikationsservice, Videosprechstunde, Spracherkennung, Homeoffice-Lösung und viele andere Funktionen.

2.2. Systemvoraussetzungen

Zunächst gilt es jedoch, die passenden Systemvoraussetzungen für eine reibungslose Inbetriebnahme der Ordinationssoftware sicherzustellen. Empfohlen wird derzeit Microsoft Windows 10 oder 11 Professional inklusive aller Windows-Updates (mindestens 4 CPU-Kerne, 16 GB RAM und 100 GB freier Festplattenspeicher) – auch für die einzelnen Arbeitsstationen (mindestens 2 CPU-Kerne, 8 GB RAM und 20 GB Festplattenspeicher). Ab fünf Arbeitsplätzen wird meist ein dedizierter Server mit Microsoft Windows Server 2016/2019/2022 vorausgesetzt. Für die Funktion und Installation von Fremd- oder Drittsoftware muss der jeweilige Anbieter kontaktiert werden.

Für Datenbanken wird aktuell ein Microsoft SQL-Server 2019 empfohlen, hochwertige Drucker – zum Beispiel von Brother – sind ein Muss. Der Scanner muss jedenfalls Twain-kompatibel sein – dafür eignen sich ebenfalls Top-Markenprodukte. WLAN für die Arztsoftware wird nicht angeraten, für das Netzwerk sollte 1 Gbit oder mehr angepeilt werden. Der Internetanschluss kann über den Mehrwertdienst im e-card-Netz erfolgen.

Auch die Sicherheit bedarf einiger Vorabüberlegungen. Mindestens zwei, besser drei verschlüsselte externe Medien, zum Beispiel Datalocker DL3, sorgen für die Datensicherung, den Virenschutz kann das IT-Unternehmen beisteuern.

Fernwartung und Remote-Zugriff für die Arbeit außerhalb der Ordinationsräumlichkeiten müssen ebenfalls sichergestellt werden. Noch ein Hinweis zur Hardware: Setzen Sie bei Monitoren auf eine Größe von mindestens 21 Zoll und eine Mindestauflösung von 1280 x 1024 Pixel – das hat sich im Ordinationsalltag bewährt.

2.3. Ein guter Zeitplan

Praxisgründerinnen und -gründer haben meist lange vor der Eröffnung eine Idee, mit welchen Unternehmen sie kooperieren möchten. Doch wann ist dann im Endspurt welcher Schritt erforderlich? Ein grober Zeitplan garantiert, dass kein Termin übersehen wird. Rund vier bis sechs Wochen vor der Eröffnung wird die passende Ordinations-Hard- und -Software beauftragt, außerdem – falls erforderlich – die Befundkommunikation inklusive Abrechnungsversand. Die nötigen Medizinprodukte wie Laborgeräte, Ultraschall oder EKG sollten bestellt werden.

Mindestens zwei Wochen vor Eröffnung müssen sich Hausapothekerinnen und -apotheker beim Austrian Medicines Verification System (AMVS) registrieren. Ordinationen mit Registrierkasse schließen sich hinsichtlich der Registrierkassensicherheitsverordnung (RKSV) mit ihrer Steuerberatung kurz und geben ihre Steuernummer dem IT-Unternehmen bekannt. Vertragsärztinnen und -ärzte melden die Vertragspartnernummer (VPNR) für die Lizenzierung und übermitteln Logi, Briefvorlagen und Formulare an die IT-Betreuung. Ist ein e-card-Anschluss vorgesehen, muss mit einem Telekomunternehmen ein GIN-Netzwerk-Vertrag abgeschlossen werden.

Etwa zehn Tage bis zwei Wochen vor der Eröffnung werden die fertiggestellten Ordinationsräumlichkeiten übernommen und die Inneneinrichtung wird aufgebaut. Telefon- und Internetanschluss müssen installiert werden. Wichtig ist dabei die Prüfung der TAPI-Fähigkeit, damit die Telefonanlage in die Ordinationssoftware eingebunden werden kann. Eine Woche vor der Eröffnung wird – etwa einen Tag vor der Software – die Ordinationshardware installiert. Um die Schnittstellen optimal herstellen zu können, wird die Software installiert und konfiguriert. Parallel dazu werden alle Medizinprodukte angebunden. Falls gewünscht, wird die Befundkommunikation inklusive Abrechnungsversand installiert und das IT-Unternehmen schult die Mitarbeiterinnen und Mitarbeiter auf die Software ein. Nun steht der Eröffnung nichts mehr im Wege. Wer sich sicherer fühlt, kann eine IT-Begleitung am ersten Ordinationstag anfordern. Empfehlenswert ist zudem eine Schulung bei der ersten Abrechnung zum Quartalsende.

Marktführer CompuGroup Medical empfiehlt für ...
... alle Ärztinnen und Ärzte – Einzelpraxen, Praxisgemeinschaften, Zweit- und Drittordinationen, mit und ohne Hausapotheke: Patientenaufnahme und -kartei, Formulare, Geräteschnittstellen, Wartelistenmanagement, Medikamentenverordnung, Verwaltung von eingescannten Dokumenten und Rechnungslegung inklusive Patientenkonto und Mahnung etc.

... Allgemeinmedizin mit Kassenvertrag und/oder Hausapotheke: Anamnesestatus, Verordnungen, Medikationsliste mit Interaktions- und Allergieprüfung sowie Medikamenteninformationssystem, Laborwerte, Patientenkartei, Geräteschnittstellen etc.

... Wahlarztpraxen und Facharztpraxen mit und ohne Kassenvertrag: mehrplatzfähige, individualisierbare Software, zentrale Patienten- und Stammdatenverwaltung, moderne Patientenkommunikation (Online-Terminkalender, SMS-Reminder, Chat-Funktion, TAPI), Honorarnotenerstellung, Leistungskataloge, frei gestaltbare Formulare und Formularvorlagen, Terminsystem, Medikationsmanagement, Geräteschnittstellen, Patientenkartei, Patientenaufruf, Arztbrief etc.

... Einsteigerinnen und Einsteiger, insbesondere Wahlarztpraxen: Software as a Service, Diagnoseerfassung, übersichtliche Tagesprotokolle und RKSV-konforme Abrechnung der erbrachten Leistungen, Terminkalender mit der Möglichkeit zur Online-Terminvergabe und eine Medikamentendatenbank mit Einnahmehinweisen etc.

Vor- und Nachteile eines Kassenvertrags

Maria-Luise Öhl

Ich war 31 Jahre als Kassenärztin in Wien tätig, bisher kamen nun acht Jahre als Wahlärztin hinzu. Der Grund, eine Kassenarztpraxis für Allgemeinmedizin zu eröffnen, ergab sich für mich von selbst, ich wollte selbständig sein, hatte den Turnus abgeschlossen und bekam per Zufall das Angebot, eine Kassenpraxis übernehmen zu können. Durch die Kassenverträge war ich finanziell auf der sicheren Seite, also sicher, immer mein Honorar zu bekommen.

Unabhängig davon, ob man nun Kassenärztin oder Wahlärztin ist, der Vorteil beim selbstständigen Arztberuf besteht darin, dass man die eigenen Schwerpunkte definieren und leben kann – auch in einer Kassenpraxis. In der Kassenordination konzentrierte ich mich auf die Grundversorgung der Menschen, die in der Nähe der Ordination wohnten, sprich zu Fuß in die Ordination kommen konnten. Daraus ergab sich eine Vielfalt an behandlungsbedürftigen Erkrankungsfällen, was die Tätigkeit sehr abwechslungsreich und interessant gestaltete und meinem Wunsch entsprach, kranken Menschen zu helfen.

Man kann dennoch zusätzliche Schwerpunkte schaffen und anbieten, zum Beispiel Pädiatrie, Geriatrie, Psychosomatik, Gynäkologie oder Schmerztherapie. Durch die eigenen Sprachkenntnisse kann man den Patientenstock durchaus erweitern, da vor allem im städtischen Raum, zunehmend aber auch auf dem Land, viele Menschen etwa arabisch, serbisch, chinesisch, russisch, türkisch sprechen. Wer eine dieser Sprachen beherrscht, ist eindeutig im Vorteil, zumal man einerseits darauf hinweisen kann und sich dies andererseits auch rasch herumspricht.

Gewisse Kenntnisse durch die Ausbildung in anderen Fächern kann man vermehrt einsetzen, wenn beispielsweise in der näheren Umgebung keine entsprechende Fachärztin/kein entsprechender Facharzt vorhanden ist.

Man kann neben der Kassentätigkeit zudem Privatleistungen erbringen, zum Beispiel Führerscheinuntersuchungen, Psychotherapie, Akupunktur, kleine Chirurgie, Labor, Homöopathie und vieles mehr.

Ich wollte eigentlich Kinderärztin werden, durch die während meiner Ausbildungszeit vorhandene „Ärzteschwemme" bekam ich allerdings keine entsprechende Facharztausbildungsstelle und absolvierte daher den „allgemeinen" Turnus. Ohne Protektion und mit viel Glück bekam ich anschließend im 12. Wiener Gemeindebezirk eine neue Kassenstelle für Allgemeinmedizin, die ich auch sofort annahm. Ich hatte anfangs sehr wenige Patientinnen und Patienten und bis zum Jahr 2002 keinen Computer und kein Internet. Da ich anfangs wenig Patientinnen und Patienten betreute, verfügte ich allerdings über die Zeit, mein medizinisches Wissen stetig zu erweitern. Zu diesem theoretischen Teil gesellte sich die wichtige praktische Erfahrung mit meinen Patientinnen und Patienten. Die Dinge, die ich im Studium und im Krankenhaus gelernt hatte, erwiesen sich zwar als wichtig, doch etwa 75 Prozent meines Wissens konnte ich mir in der Ordination mit „learning by doing" selbst beibringen.

Ich hatte am Anfang viel Zeit für jede einzelne Patientin bzw. jeden einzelnen Patienten. Im ersten Quartal meiner Ordination belief sich die Patientenzahl auf 90 Personen, und erst in den folgenden Quartalen und Jahren kamen langsam immer mehr hinzu. Dadurch erwarb ich mir den Ruf, mir wirklich viel Zeit für jeden einzelnen zu nehmen. Und viele Patientinnen und Patienten aus dieser ersten Zeit meines Lebens als niedergelassene Hausärztin sind noch immer meine dankbaren treuen Patientinnen und Patienten.

Von vielen Krankheiten und Leiden, die mir während meines Berufslebens begegneten, hatte ich vorher weder im Studium noch im Turnus je gehört. Wie geht man dann damit um? Ich entschied mich dafür, gegenüber der Patientin bzw. dem Patienten zuzugeben, dass ich keine Ahnung hatte und über deren Erkrankung erst einmal etwas nachlesen müsse. Das ist etwas, was ich nie bereut habe, ganz im Gegenteil, die Menschen waren und sind mir immer noch dankbar, dass ich ihnen nicht vorgemacht hatte, die allwissende Göttin in Weiß zu sein. Das ist heute wesentlich einfacher, weil man jederzeit im Internet vor der Patientin/dem Patienten oder auch nachher in einschlägigen medizinischen

Onlineprogrammen nachlesen kann, was man selbst nicht weiß oder wenn man unsicher ist. Gerne kann man auch zu Google oder Wikipedia greifen. Nicht als medizinische Quelle, aber um herauszufinden, welcher Blödsinn den Patientinnen und Patienten manchmal vorgesetzt wird. Besser ist natürlich die kostenpflichte EBM (evidence-based medicine). In meiner Anfangszeit gab es nur Bücher, etwa den Austria-Codex, den Pschyrembel, das Heilmittelverzeichnis – und fallweise das Telefon, um bei einer Kollegin bzw. einem Kollegen Rat einzuholen.

Es ist inzwischen vorgeschrieben und natürlich wichtig, regelmäßige Fortbildungen zu machen, was einem wirklich ein fundiertes aktuelles Wissen verschafft und damit auch mehr Selbstsicherheit bei der Behandlung von Patientinnen und Patienten.

Eine meiner ersten Patientinnen kam mit Schmerzen am Unterarm zu mir in die Praxis. Ich hatte noch nie zuvor mit so etwas Banalem zu tun gehabt und war ziemlich ratlos. Meine letzte Station im Krankenhaus war die Intensivstation gewesen. Ich hätte jederzeit reanimieren, intubieren etc. können – aber Schmerzen am Unterarm? Noch dazu war äußerlich überhaupt nichts zu erkennen, keine Rötung, keine Schwellung, keine Beweglichkeitseinschränkung, keine erkennbare Ursache. Also schickte ich die Patientin zum Röntgen, verschrieb ihr eine Salbe und bestellte sie wieder ein. Es war nicht falsch. So etwas gehört zum Alltag einer Allgemeinpraxis. Nachträglich stellte sich dann heraus, dass sie von ihrem befreundeten Nachbarn zu mir geschickt worden war, um mich als „Neue" zu testen, um mich und meine neue Praxis kennenzulernen. Offenbar war sie zufrieden. Es kamen immer mehr Patientinnen und Patienten, bis ich allmählich nach zehn Jahren über 800 „Scheine" hatte, zuletzt sogar über 1000. Es hat sich gelohnt, jedes Wehwehchen ernst zu nehmen, niemandem etwas vorzumachen, ich erarbeitete mir dadurch einen guten Ruf und auch ein ausreichendes Einkommen.

Obwohl ich per Zufall zu meiner Kassenstelle als Allgemeinärztin gekommen war, konnte ich mir bald nichts anderes mehr vorstellen. Es war jederzeit eine interessante, abwechslungsreiche Tätigkeit. Ich behandelte vom Baby bis zum Hochbetagten alle Altersgruppen, ich lernte Familien, ganze Sippen, Familiengeschichten inklusive Haustiere und Wohnungen kennen und konnte dadurch oft erst wichtige medizinische Zusammenhänge erkennen. Ich konnte so sehr viele Menschen über drei Jahrzehnte begleiten.

Durch diese Tätigkeit, Menschen über sehr lange Zeiträume zu behandeln und vieles aus ihren Familien und Lebensumständen kennenzulernen, weil ich dadurch die Menschen sehr gut kannte, hatte ich auch die Möglichkeit, in vielen Fällen schnell Diagnosen stellen zu können, sehr schnell auf den Punkt zu kommen, was der Mensch möchte und braucht. Ich wurde mit vielen Krankheiten konfrontiert, physische, psychische, psychosomatische, mit sozialen Fragen und auch mit Forderungen nach Attesten, Bestätigungen und Anträgen – und ich lernte damit umzugehen.
Ein jährlicher Kraftakt war die kalte Jahreszeit, mit Erkältungskrankheiten, Grippe, Pneumonie, Bronchitis, Sinusitis, Laryngitis, banalen viralen Infekten etc. Fallweise hörte ich an manchen Tagen bis zu 40 Personen ab, leuchtete in Ohren und Hals und absolvierte dann noch bis zu neun Hausbesuche.

Da ich immer eine ausführliche Anamnese machte, musste ich in solchen Zeiten oft nachfragen, ob bei einer bestimmten Patientin/einem bestimmten Patienten Fieber, Husten, Schnupfen oder Halsweh vorlag, weil ich die einzelne/den einzelnen nach den vielen Untersuchungen und Befragungen nicht mehr von den anderen Patientinnen und Patienten unterscheiden konnte.

Da ich am Anfang über keinen Computer verfügte, führte ich eine Papierkartei, Überweisungen und Rezepte wurden mit der Hand geschrieben und so konnte/musste ich mir auch ein völlig unnützes Wissen über Medikamentennamen und Packungsgrößen angeeignen. Ich will mit diesen Leistungen jetzt nicht prahlen, allerdings bin ich der Meinung, dass wir Ärztinnen und Ärzte zumindest wissen sollten, wie man solche Dinge auch ohne Computer, Internet und Stromversorgung erledigen kann, wenn es beispielsweise zu einem Blackout, Internetausfall kommen sollte oder wenn es sich in Notsituationen oder auch beim Hausbesuch ergibt, dass keine Technik verfügbar ist. Ich kann jederzeit jemanden in den Hals schauen, abhorchen, den Bauch untersuchen und so weiter und möchte dann auch entsprechend helfen können, wenn ich nur Papier, Kuli und Stempel zur Verfügung habe bzw. meine Notfalltasche.

Zu Beginn hatte ich keine Ordinationshilfe, später eine und noch später zwei, wobei diese zwei deshalb notwendig waren, um im Krankheitsfall personell entsprechend besetzt sein zu können. Einige Kolleginnen und Kollegen arbeiten grundsätzlich allein, andere mit mehreren Ordinationshilfen, Vertretungen oder im Team. Hier sind viele Modelle möglich.

Es war in den späteren Jahren nicht immer leicht, die gestiegene Anzahl an Patientinnen und Patienten zu behandeln, die an fünf Tagen pro Woche auf Kassenkosten zu mir kamen. Als ich 500 Scheine pro Quartal erreichte, hätte ich gerne eine Annahmesperre eingeführt, weil ich der Ansicht war und noch immer bin, dass 500 Patienten pro Quartal gerade die richtige Anzahl ist, um das gute Gefühl zu haben, sich wirklich ausreichend um jede bzw. jeden kümmern zu können. Andererseits war es aus wirtschaftlichen Gründen notwendig, mehr Patientinnen/Patienten zu bekommen, mehr Leistungen zu erbringen, um einen ausreichenden Umsatz zu erreichen. Ich bot zudem als gewinnbringende Leistungen Substitutionstherapie an, betreute Altersheime, führte Gesundenuntersuchungen durch, bot Labor, EKG und Infusionen an und absolvierte auch sehr gerne und viele Hausbesuche. Es hat sich letztendlich gerechnet, ich bin nicht reich geworden, habe aber damit gut verdient und ich habe wirklich viel gearbeitet.

Das ist der wesentliche Nachteil einer Kassenpraxis, dass es aus wirtschaftlichen Gründen nicht möglich ist, sich mit jeder einzelnen Patientin bzw. jedem einzelnen Patienten lange genug zu befassen. Es muss alles schnell gehen. Für längere Gespräche kann man Termine außerhalb der Ordinationszeit ausmachen, bekommt aber diesen Extrazeitaufwand nicht ausreichend honoriert. Die Honorare der Krankenkassen sind dafür sicher nicht gedacht. Daher muss man, um auf seine Rechnung zu kommen, sehr viele Patientinnen und Patienten behandeln – und das möglichst in einem annehmbaren Zeitrahmen, um auch noch ausreichend Freizeit zu haben. In den 31 Jahren meiner Kassenordinationstätigkeit hatte ich nicht wirklich genug Zeit, um etwa ausreichend Sport zu betreiben.

Wenn ich etwas an der Situation der Kassenärztinnen und -ärzte ändern könnte, würde ich sofort das Honorar auf Installateurniveau erhöhen. In Wien würde ich allen Kassenärztinnen und -ärzten einen Parkplatz vor der Ordination zur Verfügung stellen, damit man mit dem Auto zu den Hausbesuchen fahren kann. Am Land würde ich jeder Kassenärztin/jedem Kassenarzt für Allgemeinmedizin ein Haus und eine Hausapotheke geben.

Für mich – und das gilt möglicherweise für mich besonders – ist es erst mit Einführung des Computers schwierig und stressig geworden. Davor hatte ich gute Gespräche und Kontakte zu meinen Patientinnen und Patienten. Mit dem Computer wurden aus den Arzt-Patienten-Beziehungen Patienten-Computer-Arzt-Beziehungen und schließlich Patienten-Computer-Internet-Arzt-Beziehungen. Möglicherweise regrediert die Medizin irgendwann zu Mensch-Internet-Beziehung und wir Ärztinnen und Ärzte sind dann nur mehr PC-Bedienerinnen/-Bediener, Hineintipperinnen/-tipper, Leserinnen/Leser etc. – und das alles mit der vollen Heilungsverantwortung.

Im Jahr 2003 stellte ich meine Papierkartei auf Computer um und damit die Abrechnung auf Disketten.

Davor brachten wir die Krankenscheine gebündelt und sortiert zur Abgabestelle am Wienerberg. Die Rezepte, Überweisungen, Verordnungen, Krankmeldungen und alle Formulare konnten bald gedruckt werden, dadurch waren diese automatisch dokumentiert. Die Anamnese, Befunde, Gespräche konnten mit dem Computer geschrieben werden. Ich führte täglich ein Tagesprotokoll durch, ich konnte in dieser Form mich und meine Angestellten kontrollieren, Fehler finden und korrigieren. Für Nachfragen der Krankenkassen stand mir das Programm zur Verfügung.

Alles das war natürlich eine Erleichterung, vor allem auch, weil später die elektronische Befundübermittlung dazu kam, im Programm gab es das Medikamentenupdate. Später kam die e-card, damit die elektronische Abrechnung und 2013 übernahm ich die Vollintegration. Alle diese Geräte, Updates und E-Anwendungen kosten natürlich viel, sind aber heute nicht mehr wegzudenken. Ich habe immer gewusst, dass ich alleine die volle Verantwortung für meine Handlungen habe, nicht so wie im Turnus, wo die ausbildende Ärztin bzw. der ausbildende Arzt und das Krankenhaus verantwortlich sind. Weil jede/jeder

Fehler macht, schloss ich einige gute Versicherungen ab. Ich bin nicht allwissend, aber ich kann nachlesen, ich kann kurzfristig wiederbestellen. Es ist mir bewusst, dass ich nicht immer helfen kann, dass ich oft machtlos bin gegen die Krankheit und dass ich das vor mir und der Patientin/dem Patienten zugeben darf.

Ich arbeitete immer sehr gerne mit Menschen, untersuchte gerne, stellte Anamnesen und führte Gespräche. Ich hatte immer wieder Erfolgserlebnisse, wenn es dem Menschen besserging, wenn ich etwas diagnostiziert hatte, behandeln und helfen konnte. Das war für mich der Hauptgrund, Medizin zu studieren und Ärztin zu werden.

Man kann auch Medizin studieren und dann etwas anderes machen, dann ist man aber keine Ärztin und kein Arzt, sondern „nur" Medzinerin bzw. Mediziner. Wenn man einmal Ärztin oder Arzt geworden ist, bleibt man es für immer.
Etwas Besonderes ist der Umgang mit „schwierigen Patientinnen und Patienten" bzw. schwierigen Situationen. Dafür besuchte ich eine Balintgruppe und entwickelte meine eigene Methode, besonders „nervigen Patientinnen und Patienten" zu begegnen. Ich versuchte, besonders intensiv auf sie einzugehen und mir besonders viel Zeit zu nehmen, sie auf jeden Fall ernst zu nehmen. Dadurch wurde ihre schwierige Art abgemildert.

Etwas, was mir besonders schwerfiel, war der Umgang mit Polypragmasie und mit den Forderungen von rezeptgebührenbefreiten Patientinnen und Patienten, die mich sicher fallweise angeschwindelt haben. Das ist ein Punkt, der wirklich sehr schwierig ist, wenn man das Gefühl hat, angelogen und ausgenützt zu werden. Das trifft im Besonderen auf die Substitutionspatienten/-patientinnen zu. Da musste ich das Ablehnen lernen, das Neinsagen.

Ich denke, jede/jeder kann seine Patientinnen und Patienten auch etwas erziehen. Man kann sie sogar hinauswerfen, wenn sie unverschämt werden. Man muss gewisse Menschen nicht unbedingt annehmen bzw. kann man jemanden hinauswerfen, wenn man angelogen wird. Ich habe meine Patientinnen/Patienten auch „erziehen" müssen, weil ich im selben Haus wohnte, in dem sich auch die Ordination befand. Wenn jemand außerhalb der Ordinationszeit bei mir privat anläutete, wies ich alle über die Gegensprechanlage ab, die etwa nur eine Überweisung oder ein Rezept benötigten. Wenn ich gerade in der Badewanne lag und eine Frau meinem Mann über die Gegensprechanlage schilderte, dass deren Mann wahrscheinlich einen Herzinfarkt erlitten hatte, empfahl ihr mein Mann, die Rettung zu rufen. In den 31 Jahren meiner Tätigkeit kam es tatsächlich nur zwei Mal vor, dass eine Konsultation in der Nacht notwendig war – und vielleicht 20 Mal, dass eine Konsultation außerhalb der Ordinationszeit gerechtfertigt war, die dann auch honoriert wurde. Die Menschen haben mein Privatleben wirklich berücksichtigt und respektiert. Alles in allem brachte mir die Tatsache, dass ich keinen Arbeitsweg hatte, viele Vorteile. Ich steckte nie im Stau, was allein schon sehr viel Lebensqualität bringt, ich konnte meine Kinder und meine Kinderfrau beobachten, was mir als Mutter wichtig war.

Sowohl mit als auch ohne Kassen ist man gesetzlich verpflichtet, sich fortzubilden. Das hat abgesehen von der Fortbildung den Vorteil, dass man Kolleginnen/Kollegen trifft, mit denen man sich austauschen, schwierige unklare Fälle besprechen kann, es hat auch den Vorteil, dass man in Gesellschaft auf fachlicher Augenhöhe reden kann.

Wichtige Gesprächspartnerinnen/-partner waren die Pharmareferentinnen/-referenten. Ich erfuhr von ihnen immer wieder wichtige Neuigkeiten, es waren oft interessante Gespräche, abgesehen von den „Geschenken", die ich natürlich ablehnen musste. Ich gründete in der Zeit, in der ich meine Kassenordination führte, auch eine Familie, deren Mitglieder alle von meinen Kenntnissen und Möglichkeiten profitierten. Vielleicht war es aber auch ein Nachteil für meine Kinder, dass sie nie hustend in einem Wartezimmer sitzen mussten, wie ihre Klassenkameradinnen/-kameraden. Es war alles eine Frage der Organisation und eines verständnisvollen Partners, damit alles klappte.

Ich wollte für meine Patientinnen und Patienten von Montag bis Freitag erreichbar sein, weil ich mich als Kassenallgemeinärztin dafür zuständig fühlte. Darüber hinaus war ich auch in der Nacht erreichbar, was aber nicht ausgenützt wurde. Um der Möglichkeit zu entgehen, auch an den Wochenenden erreichbar zu sein, fuhr ich Samstag und Sonntag meistens zu meinem Zweitwohnsitz in die Steiermark.

Nach meiner Pensionierung im Jahr 2014 eröffnete ich eine Wahlarztordination. Mit dem Vorteil, dass ich mir die Termine einteilen kann, dass ich mir ausreichend viel Zeit nehmen kann und dafür auch das entsprechende Honorar von den Patientinnen/Patienten bekomme. Es ist auch jetzt eine Frage von Einnahmen und Ausgaben. Wenn mich meine Tätigkeit auch noch so erfüllt, ist es notwendig, finanziell zumindest im Plus zu bleiben.

Patientinnen/Patienten finden mich im Internet über Praxisplan, Herold usw. Ich arbeite derzeit pro Woche vier Stunden mit ca. acht Patientinnen/Patienten in der Ordination und vier bis sechs Hausbesuchen bei hochbetagten Personen, alles geplant und vorhersehbar, abgesehen von meinen Einnahmen durch Vertretungen. Das kann ich mir nur leisten, weil ich meine Pension bekomme. Wenn ich wollte, könnte ich auch fünf Tage pro Woche sehr viel mehr arbeiten. Ich bekomme immer wieder Anfragen von Menschen, die mich übers Internet finden.

Nachteilig ist, dass ich keine Gina-Box habe, die würde zu viel kosten. Dadurch habe ich aber keinen Zugriff auf Befunde und kann keine elektronischen Rezepte schreiben. Einzelkämpferin bin ich trotzdem, was mich derzeit nicht stört. Viele Patientinnen/Patienten glauben, dass man als Wahlärztin keine Rezepte und Überweisungen auf Kassa schreiben kann. Das stimmt nicht, man kann fast alles genauso machen, nur dass man das Honorar nicht von den Krankenkassen bekommt, sondern von den Patientinnen/Patienten, was die Arzt-Patienten-Beziehung durchaus positiv beeinflusst.

Als Wahlärztin habe ich kein sicheres Einkommen durch meine ärztliche Tätigkeit in der Ordination, kann dafür aber alles besser einteilen und kostendeckende Honorare verlangen. Ich kann genauso gut die Grundversorgung der Patientinnen und Patienten betreiben, wenn sie mich finden oder schon kennen, also auch mit Hausbesuchen, Rezepten, Überweisungen, Infusionen, EKG, Beratungen. Es ist sicher gut, im Rahmen einer Wahlarzttätigkeit nebenbei eine Anstellung zu haben, um selbst krankenversichert, pensionsversichert und unfallversichert zu sein, sei es als Schularzt/-ärztin, in einer Ambulanz, beim Roten Kreuz, als Rettungsarzt/-ärztin usw. In meinem Fall ist es die Pension.

Ich genieße in meiner derzeitigen Lage als Wahlärztin die Möglichkeit, Kolleginnen/Kollegen in deren Kassenordinationen zu vertreten, mit allen Vorteilen der Gina-Box und des Computers.

Wenn ich einmal nicht mehr aktive Ärztin, sondern nur noch Patientin sein werde, wünsche ich mir eine Hausärztin, die mich kennt, die immer dieselbe ist, zu der ich jederzeit mit all meinen Problemen kommen kann. Ich fürchte aber, dass es das auf Grund der bisherigen und voraussehbaren Entwicklungen nicht geben wird. Ich weiß, dass sich die Patientinnen/Patienten das auch wünschen, vor allem in besonderen medizinischen Situationen. Nur manchen genügt es, auf Anruf oder mit Kartestecken ohne weiteres Hinterfragen krankgeschrieben zu werden oder ein Rezept zu bekommen. Die meisten Patientinnen/Patienten wissen es zu schätzen, wenn man nachfragt, was zum Beispiel mit den Kopfschmerzen ist, was dahintersteckt. Oder man eine genaue Anamnese bei verschiedenen Krankheiten und Symptomen vornimmt. Die Patientinnen und Patienten wissen es auch zu schätzen, wenn man sich Zeit nimmt und sie und ihre Beschwerden erst nimmt. Wie ist es in Zukunft möglich, dass jeder Mensch eine Ärztin/einen Arzt des Vertrauens hat? Das wäre eine Frage an die Krankenkassen.

Ich denke, dass jede/jeder von uns, die/der Medizin studiert hat, um Ärztin/Arzt zu werden, den Beruf ernst nimmt, sozusagen als Berufung zum Helfen – und das benötigt Zeit und noch vieles mehr. Was erwartet sich eine junge Kollegin, ein junger Kollege vom Arztberuf? Wie ich oben beschrieben habe: mit Kassen viel Arbeit und ein sicheres Einkommen, ein abwechslungsreiches interessantes Leben, wenn man Menschen aller Alters- und Gewichtsklassen mag.

Wenn ich jetzt jung wäre und neu anfangen würde, hätte ich ziemlich sicher keine Patientenklientel. Es wäre wahrscheinlich schwierig, sich das so aufzubauen, dass man davon auch leben kann. Ich denke, der Erfolg ist heute auch eine Frage der eigenen Vermarktung bzw. Werbung, was man anbietet. Im Internet gibt es dafür sicher genug Möglichkeiten. Sobald man eine gewisse Anzahl an Patientinnen und Patienten hat, ist eine Wahlarztordination sicher eine gute Lösung.

Der Kassenvertrag und seine Geheimnisse

Maria-Luise Plank

1. Gesamtvertrag, Einzelvertrag, Ausschreibung, Vergabe

Die Beziehungen zwischen den Krankenversicherungsträgern und den freiberuflich tätigen Ärztinnen und Ärzten, Gruppenpraxen, Primärversorgungseinheiten, Zahnärztinnen/Zahnärzten und klinischen Psychologinnen/Psychologen werden durch sogenannte Gesamtverträge geregelt, welche **Rechte und Pflichten von Kassenärzten/Kassenärztinnen**, die **Honorarordnung** und den **Stellenplan** beinhalten. Eigene Gesamtverträge regeln die Vorsorgeuntersuchung und den Einsatz der e-card.

Sämtliche Vertragsarztstellen werden öffentlich ausgeschrieben (auch online). Bei Interesse können sich zugelassene Ärztinnen und Ärzte bewerben. Die Vergabe erfolgt nach einem Punkteschema, das den Ausbildungs- und Erfahrungsgrad von Ärztinnen und Ärzten berücksichtigt. Wird eine Vertragsarztstelle als Einzelpraxis ausgeschrieben, ist grundsätzlich keine **Ablöse** zu bezahlen; sofern allerdings bestehende Strukturen (Ordinationsräumlichkeiten, -einrichtung etc.) der Vorgängerin/des Vorgängers übernommen werden sollten, muss man sich über eine allfällige Ablöse einigen. Üblich ist es, für eine ausgeschriebene Gruppenpraxis eine Ablöse zu bezahlen, deren Höhe von verschiedenen Faktoren (Umsatz, Betriebsalter der Geräte etc.) abhängt und nach einer vorgegebenen Methode errechnet wird. Die Ärztekammern stellen Berechnungs- und Übergangsmodelle zur Verfügung.

2. Wesentliche Inhalte des Gesamtvertrags

2.1. Behandlungspflicht/Ablehnung von Patientinnen und Patienten

Es besteht eine Behandlungspflicht in der Ordination gegenüber allen Patientinnen und Patienten, die diese aufsuchen (§ 26 Gesamtvertrag ÖGK). Krankenbesuche bei Patientinnen und Patienten sind möglich, aber auch Pflicht, wenn der/dem Erkrankten wegen ihres/seines Zustandes das Aufsuchen der Vertragsärztin/des Vertragsarztes nicht zugemutet werden kann. Die Vertragsärztin/der Vertragsarzt ist berechtigt, in begründeten Fällen die Behandlung einer/eines Anspruchsberechtigten abzulehnen. Auf Verlangen der Kasse hat die Vertragsärztin/der Vertragsarzt dieser den Grund der Ablehnung mitzuteilen (§ 32 Gesamtvertrag ÖGK). Als wichtige Ablehnungsgründe gelten:

- **Begrenzte Kapazität/Überschreitung der Behandlungskapazität**: Bei Überlastung der Ärztin/des Arztes durch ein bereits hohes Patientenaufkommen dürfen neu dazu gekommene Patientinnen und Patienten, die die Arztpraxis aufgesucht haben, abgelehnt werden.
- **Mangelndes bzw. nicht ausreichendes Fachwissen**: Wenn eine Ärztin/ein Arzt nicht über das für die Behandlung notwendige Fachwissen verfügt, darf der jeweilige Patient bzw. die jeweilige Patientin abgelehnt und an einen Facharzt/eine Fachärztin verwiesen werden.
- **Mangelndes bzw. nicht (mehr) vorhandenes Vertrauensverhältnis zwischen Ärztin/Arzt und Patientin/Patient:** Die Behandlung einer Patientin/eines Patienten kann verweigert werden, wenn die Patientin/der Patient zum Beispiel
  - ärztliche Anordnungen missachtet hat,
  - die Ärztin/den Arzt beleidigt hat,
  - die Ärztin/den Arzt bedroht hat,
  - von der Ärztin/von dem Arzt eine gesetzwidrige Tat verlangt hat.
- **Keine medizinische Indikation für Behandlungsmethoden:** Sofern die Patientin/der Patient Behandlungsmethoden verlangt, die medizinisch nicht indiziert und unwirtschaftlich sind, entfällt für die Ärztin/den Arzt auch in diesem Fall die Behandlungspflicht. Auch darf die Ärztin/der Arzt eine Behandlung verweigern, wenn Sterbehilfe verlangt oder ein Schwangerschaftsabbruch ohne medizinische Indikation gewünscht wird.

Die Ablehnung darf nicht zur „Unzeit" erfolgen. D.h., es darf kein medizinischer Notfall oder eine dringende Behandlungsbedürftigkeit vorliegen.

2.2. Vertretungen/Krankheit/Urlaub

Die vertragsärztliche Tätigkeit ist grundsätzlich durch die Vertragsärztin/den Vertragsarzt selbst oder ihre/seinen ordnungsgemäß bestellte/n Vertreterin/ Vertreter auszuüben (§ 16 Gesamtvertrag ÖGK).
Vertretungen (auch regelmäßig, tageweise) in der Dauer von sechs Wochen bis sechs Monaten sind der Kammer unter Angabe des Namens der vertretenden Ärztin/des vertretenden Arztes sowie der voraussichtlichen Dauer der Vertretung bekannt zu geben. Kammer und Kasse haben das Recht, sich in begründeten Fällen gegen die Vertretung als solche bzw. die Person der Vertreterin/ des Vertreters auszusprechen. Wird ein Einspruch erhoben, so ist die Vertragsärztin/der Vertragsarzt verpflichtet, die weitere Vertretung einer Ärztin/einem Arzt zu übertragen, mit dem Kammer und Kasse einverstanden sind. Kommt die Vertragsärztin/der Vertragsarzt dieser Verpflichtung innerhalb eines Monats nicht nach, gilt dies nach Ablauf des Monats als Verzicht auf die Fortsetzung des Einzelvertragsverhältnisses (§ 19 Gesamtvertrag ÖGK).

Dauert die Vertretung länger als sechs Monate, so sind der Name der vertretenden Ärztin/des vertretenden Arztes und die voraussichtliche Dauer der Vertretung auch der Kasse zu melden.

Ist die persönliche Verhinderung durch Erkrankung oder bei Vertragsärztinnen auch durch Schwangerschaft begründet, so entfällt die Verpflichtung zur Bestellung einer Vertreterin/eines Vertreters für die Dauer der Erkrankung, längstens aber bis zum 49. Krankheitstag im Kalenderhalbjahr, bei schwangeren Vertragsärztinnen für den Zeitraum von acht Wochen vor dem voraussichtlichen Tag der Entbindung, für den Tag der Entbindung und acht bzw. nach Frühgeburten, Mehrlingsgeburten oder Kaiserschnittentbindungen zwölf Wochen nach der Entbindung.

Das zulässige **Höchstausmaß des Urlaubes**, der von einer Vertragsärztin/einem Vertragsarzt im Rahmen der Urlaubsregelung konsumiert werden kann, beträgt sechs Kalenderwochen (= 42 Kalendertage) pro Urlaubsjahr, wobei Resturlaube in das nächste Kalenderjahr übertragen werden können. Fachkollegen/-kolleginnen sind verpflichtet, eine auf Urlaub befindliche Kollegin bzw. einen auf Urlaub befindlichen Kollegen zu vertreten (§ 21 Gesamtvertrag ÖGK). Die Vertragsärzte/-ärztinnen für Allgemeinmedizin und die allgemeinen Vertragfachärzte/-ärztinnen können in jedem Urlaubsjahr zusätzlich einen **Urlaub für Fortbildungszwecke** im Ausmaß von zwei Wochen (= 14 Kalendertage) konsumieren. Die Fortbildung ist der Kammer zu melden.

2.3. Tätigkeiten neben dem Kassenvertrag, Karenzierungen

Tätigkeit in Krankenanstalten: Während der Laufdauer des Einzelvertragsverhältnisses darf die Vertragsinhaberin/der Vertragsinhaber nicht in einem Vertragsverhältnis zu einer bettenführenden Krankenanstalt stehen, durch das sie/er sich zu einer regelmäßigen Erbringung ärztlicher Leistungen für die Krankenanstalt verpflichtet. Tätigkeiten als Belegärztin/Belegarzt sind davon, sofern sie die vertragsärztliche Tätigkeit nicht beeinträchtigen, nicht betroffen.

Sonstige konsiliare Tätigkeiten sowie vertraglich vereinbarte **regelmäßige Nebentätigkeiten** in Krankenanstalten sind der Kammer und der Kasse zu melden. Wenn sie ein durchschnittliches Ausmaß von zehn Wochenstunden überschreiten, ist eine Zustimmung der Kammer und Kasse erforderlich. Wenn die Ordinationszeiten mindestens 25 Wochenstunden betragen, darf die Nebentätigkeit auch über zehn Stunden hinausgehen.
Karenzierungen gegen Entfall der Bezüge sind möglich.

2.4. Private Behandlung

Die Vertragsärztin/der Vertragsarzt ist berechtigt, Patientinnen/Patienten privat zu behandeln, sofern diese dies ausdrücklich wünschen und die entsprechenden Leistungen direkt mit diesen verrechnet werden. In einem solchen Fall sind Anspruchsberechtigte vor Beginn der Behandlung mittels eines Informationsblattes, welches ihnen zur Unterfertigung vorzulegen ist, darauf hinzuweisen, dass in diesem Fall keine Kostenerstattung durch die Versicherungsträger erfolgt. Die e-card darf im selben Quartal im selben Leistungsfall nicht gesteckt werden (§ 25 Gesamtvertrag ÖGK). Die Bevorzugung von Privatpatienten/-patientinnen ist verboten.

2.5. Ökonomiegebot (§ 17 Gesamtvertrag ÖGK)

Die Krankenbehandlung für Kassenpatienten/-patientinnen muss ausreichend und zweckmäßig sein, sie darf jedoch das Maß des Notwendigen nicht überschreiten und hat sich an den Richtlinien ökonomischer Krankenbehandlung (RöV) zu orientieren. Als Grundregel wird in § 2 der RöV formuliert, dass die Sozialversicherung nur dann auf eine kostengünstigere Therapiealternative verweisen darf, wenn mehrere gleich geeignete Therapiealternativen zur Verfügung stehen und eine davon kostengünstiger ist. Alternativlose Therapien sind von der Sozialversicherung jedenfalls zu bezahlen, da diese jedenfalls als „zweckmäßig" einzustufen sind.

Die Behandlung hat alle Leistungen zu umfassen, die auf Grund der ärztlichen Ausbildung und der der Vertragsärztin/dem Vertragsarzt zu Gebote stehenden Hilfsmittel zweckmäßigerweise außerhalb einer stationären Krankenhausbehandlung durchgeführt werden können.
Wissenschaftlich nicht erprobte Heilmethoden dürfen für Rechnung der Versicherungsträger nicht angewendet werden bzw. ist für diese hinsichtlich einer Kostenübernahme eine Bewilligung der Chef- und Kontrollärzte/-ärztinnen einzuholen.

Grundsätzlich hat eine Kassenärztin/ein Kassenarzt auch die Pflicht, Patientinnen und Patienten über die Situation der Kostenübernahme der Sozialversicherung zu informieren. Eine Ablehnung durch Chef- und Kontrollarzt/-ärztin im Rahmen eines Kostenübernahmeantrages stellt eine Vorentscheidung bzw. Willensbekundung dar. Ist die Patientin/der Patient mit dieser Vorentscheidung nicht zufrieden, kann sier/er gemäß § 367 Abs. 1 ASVG einen Bescheid verlangen, der binnen zwei Wochen zu erlassen ist. Entschließt sich eine Patientin/ein Patient dazu, diese „Vorentscheidung" von Gerichten überprüfen zu lassen, dann ist dies ohne Kosten möglich. Das Verfahren kann ohne Gerichtsgebühr und ohne Sachverständigenkosten in Anspruch genommen werden. Rechtsschutzversicherungen decken diese Art von Verfahren ab.

2.6. Amikale Gespräche, Kontrollen und mögliche Sanktionen aus dem Kassenvertrag

Laut Gesamtvertrag sollen Streitigkeiten zwischen den Parteien des Einzelvertrages einvernehmlich beigelegt werden. Kommt eine Beilegung der Streitigkeiten nicht zu Stande, so können die gesetzlich vorgesehenen Schiedsinstanzen angerufen werden.

Im Rahmen eines **amikalen Gespräches** zwischen dem Krankenversicherungsträger und der einzelnen Vertragsärztin/dem einzelnen Vertragsarzt sollen Differenzen über ökonomische Themen ausgeräumt werden. Dabei sollte im Vorfeld die Agenda zwischen den Parteien geklärt werden.
Die Kontrollen der Sozialversicherungsträger zielen vielfach darauf ab, Leistungen zu identifizieren bzw. zurückzufordern, die aus ihrer Sicht über das Maß des Notwendigen hinausgehen und daher zu Unrecht geleistet bzw. verrechnet wurden. Die §§ 10 bis 12 RöK sehen Prüfungen nach **Durchschnittswerten** und in Form von Stichproben vor, die sich praktisch auf alle vertragsärztlichen Leistungen beziehen. Bei Überschreitungen von Durchschnittswerten um mehr als 50 % hat der Krankenversicherungsträger die Vertragsärztin/den Vertragsarzt zu informieren. Ob und welche Konsequenzen der Versicherungsträger bei einer (erheblichen) Überschreitung von Durchschnittswerten ziehen kann, legt der Gesetzgeber nicht fest. Der VfGH hat abgelehnt, dass eine erhebliche Überschreitung von Durchschnittswerten zu Konsequenzen für die Vertragsärztin/den Vertragsarzt führen kann (VfGH B 384/93 SSV-NF 8/B 13.), weil keine gesetzliche Grundlage dafür existiert, dass eine Leistungserbringung, die über dem Durchschnitt liegt, ein rechtswidriges Verhalten darstellt.

Einwendungen gegen die Honorarabrechnung müssen von den Parteien des Einzelvertrages bei sonstigem Ausschluss binnen sechs Monaten geltend gemacht werden. Die **Sechs-Monate-Frist** beginnt für die Vertragsärztin/den Vertragsarzt mit der Zahlung des Honorars, für die Versicherungsträger mit dem Einlangen der Honorarabrechnung bei der Kasse.

§ 1 der Heilmittel-Bewilligungs- und Kontroll-Verordnung (HB-KV) regelt die Kontrolle für jene Arzneispezialitäten, die im Gelben Bereich des Erstattungskodex unter Bezug auf eine oder mehrere bestimmte Verwendungen angeführt sind und die an Stelle der ärztlichen Bewilligung durch den chef- und kontrollärztlichen Dienst einer **nachfolgenden Kontrolle** unterliegen. Die Kontrolle hat im Rahmen einer zufallsgesteuerten Stichprobenkontrolle und quartalsweise bei jenen Ärztinnen/Ärzten zu erfolgen, welche eine mehr als 10 %ige Überschreitung des Durchschnittswertes der Verschreibungen aufweisen. Die Stichprobenkontrolle betrifft jährlich mindestens 10 % jener Verordnerinnen/Verordner.

Werden von der Ärztin/vom Arzt Arzneispezialitäten nach § 1 Abs. 2 (HB-KV) ohne oder mit nur mangelhafter (unvollständiger) Dokumentation verschrieben, so hat der chef- und kontrollärztliche Dienst gegenüber der Verordnerin/dem Verordner schriftlich eine **Verwarnung** auszusprechen. Im Wiederholungsfall einer solchen Verletzung der Dokumentationspflicht hat der Sozialversicherungsträger die Möglichkeit, die Ärztin/den Arzt zu einer **Rückzahlung** zu verpflichten. Findet der Ersatz nicht statt oder nach wiederholter Verletzung der Dokumentationspflicht trotz Verwarnung, kann die **ausnahmslose Bewilligungspflicht** für Arzneispezialitäten des Gelben Bereiches des Erstattungskodex befristet bis zur Dauer von drei Jahren auferlegt werden. Ein Verstoß gegen eine solche Bewilligungspflicht berechtigt den Sozialversicherungsträger zu einer **Kündigung des Vertrages**. Im Jahr 2017 wurden 398 Verwarnungen ausgesprochen. Einer Verordnerin/einem Verordner musste von zwei Krankenversicherungsträgern die Bewilligungspflicht für RE2-Präparate auferlegt werden (Hauptverband der österreichischen Sozialversicherungsträger; abgerufen am 2.1.2018 unter http://www.hauptverband.at/portal27/hvbportal/content?contentid=10007.693936&portal:componentId=gtnfa0c333b-1164-4181-8e19-eeab9d37983d&viewmode=content).

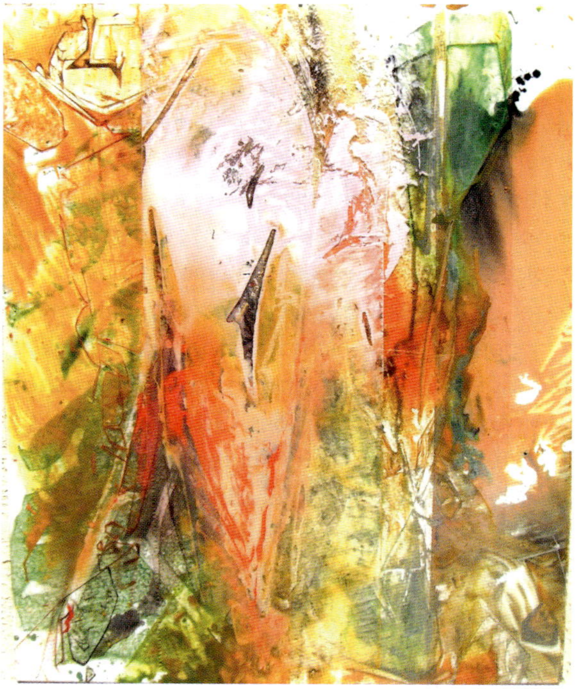

Uta Langer

„Waldfühlen", 2012
Acrylfarbe und bemalte
Acrylplatten auf Leinwand
120 x 100 cm

Rechtliches

Maria-Luise Plank
Rechtliche Aspekte – ein kurzer Überblick

Naghme Kamaleyan-Schmied
Mögliche Praxismodelle – Einzelpraxis, Gruppenpraxis, Jobsharing, PVE
Ein Interview mit Naghme Kamaleyan-Schmied

Dieter Welbich
Die Steuerberaterin/der Steuerberater.
Vom unbekannten Wesen bis zu einer/einem der engsten Vertrauten der Ärztin/des Arztes

Rechtliche Aspekte – ein kurzer Überblick

Maria-Luise Plank

1. Einzelpraxis oder Gemeinschaft?

Einzelkämpfer oder Team-Player? Das Arbeiten als niedergelassene Ärztin/niedergelassener Arzt bietet sämtliche Möglichkeiten. Vor Gründung einer Praxis sollten alle möglichen Optionen bewertet und jene Lösung gefunden bzw. angestrebt werden, die zur eigenen Persönlichkeit am besten passt.

Eine **Einzelordination** beruht auf der Berufsberechtigung der einzelnen Ärztin/des einzelnen Arztes, die/der als Einzelunternehmerin/Einzelunternehmer tätig wird und damit volle Gestaltungsfreiheit hat, aber auch zu 100 % für ihr/sein Handeln einzustehen hat (fachlich als auch kaufmännisch).

Unter **Gruppenpraxen** versteht man prinzipiell Zusammenschlüsse von Ärztinnen und Ärzten im Rahmen von Offenen Erwerbsgesellschaften (Ärzte OGs) bzw. Gesellschaften mit beschränkter Haftung (Ärzte GmbHs). Die Besonderheit von Ärztegesellschaften ist die Haftung. Jede Ärztin/jeder Arzt bleibt für ihre/seine ärztliche fachliche Tätigkeit gegenüber der Patientin/dem Patienten persönlich haftbar. Die Teilhaber von diesen Gesellschaften dürfen nur praktizierende Ärztinnen und Ärzte sein.

Die Gruppenpraxis unterscheidet sich von einem losen Zusammenschluss mehrerer Ärztinnen und Ärzte in einer **Gemeinschaftspraxis** dadurch, dass die Gruppenpraxis selbst als Rechtsperson Träger von Rechten und Pflichten sein kann, während bei Gemeinschaftspraxen die Gemeinschaftspraxis nach außen, beispielsweise gegenüber der Patientin/dem Patienten, nicht in Erscheinung tritt, sondern nur immer der jeweilige Arzt bzw. die jeweilige Ärztin die volle Verantwortung übernimmt.

2. Berufsrechte und Pflichten

2.1. Handeln am Stand der Medizin

Ärztinnen und Ärzte sind verpflichtet (§ 49 ÄrzteG),

- nach Maßgabe der ärztlichen Wissenschaft und Erfahrung **(Stand der Medizin)** sowie
- unter Einhaltung der bestehenden Vorschriften und der fachspezifischen Qualitätsstandards, insbesondere aufgrund des **Gesundheitsqualitätsgesetzes** (GQG), BGBl. I Nr. 179/2004, das Wohl der Kranken und den Schutz der Gesunden zu wahren,
- jede/n in ärztliche Beratung oder Behandlung übernommenen Gesunde/n und Kranke/n ohne Unterschied der Person gewissenhaft zu betreuen **(Gleichbehandlung)** und
- sich laufend im Rahmen anerkannter Fortbildungsprogramme der Ärztekammern in den Bundesländern oder der Österreichischen Ärztekammer oder im Rahmen anerkannter ausländischer Fortbildungsprogramme fortzubilden **(Fortbildung)**.

Der Stand der Medizin drückt sich in nationalen, europäischen und internationalen Guidelines aus, auch die österreichische Lehre (Universitätskliniken) repräsentiert den Stand der Medizin.

2.2. Verschwiegenheitspflicht

Die ärztliche Verschwiegenheitspflicht gehört zu den zentralsten Patientenrechten und ist Grundlage für das Vertrauensverhältnis zwischen Ärztin/Arzt und Patientin/Patient (§ 54 Ärztegesetz „Verschwiegenheits-, Anzeige- und Meldepflicht"): *„Der Arzt und seine Hilfspersonen sind zur Verschwiegenheit über alle ihnen in Ausübung ihres Berufes anvertrauten oder bekannt gewordenen Geheimnisse verpflichtet."*

Vor allem Ärztinnen/Ärzte erhalten im Rahmen ihrer Berufsausübung Kenntnis von geschützten Daten, insbesondere Gesundheitsdaten. Anderen Personen, darunter fallen auch nicht behandelnde Ärztinnen/Ärzte sowie nahe Angehörige, dürfen Auskünfte nur dann erteilt werden, wenn die Patientin/der Patient dies erlaubt. So ist insbesondere eine mündliche, schriftliche oder bildgebende Mitteilung oder Weiterleitung an Dritte ohne Einverständnis der Patientin/des Patienten verboten.

Auch Hilfspersonen der Ärztin/des Arztes sind in die Verschwiegenheitspflicht miteinbezogen. Es ist ratsam, das Hilfspersonal schriftlich über die Verschwiegenheitspflicht zu belehren und ein von der Mitarbeiterin/vom Mitarbeiter unterzeichnetes Exemplar dieser Belehrung im Personalakt abzulegen.

Die Verschwiegenheitspflicht besteht nicht, wenn

- per Gesetz eine Meldung der Ärztin/des Arztes über den Gesundheitszustand bestimmter Personen vorgeschrieben ist (z.B. Epidemiegesetz),
- Mitteilungen oder Befunde der Ärztin/des Arztes an die Sozialversicherungsträger und Krankenfürsorgeanstalten zur Erfüllung von deren Aufgaben übermittelt werden,
- die Patientin/der Patient die Ärztin/den Arzt schriftlich von der Verschwiegenheit entbunden hat,
- die Offenbarung des Geheimnisses gegenüber anderen Fachkreisen und Krankenanstalten zur Aufklärung eines Verdachts einer gerichtlich strafbaren Handlung gemäß § 54 Abs. 4 Z 2 ÄrzteG und zum Wohl der Kinder oder Jugendlichen erforderlich ist,
- im Rahmen der Anzeigepflicht gemäß § 54 Abs. 4 ÄrzteG oder der Mitteilungspflicht gemäß § 37 Bundes-Kinder- und Jugendhilfegesetz 2013 (B-KJHG 2013) gehandelt wird,
- diese zum Zweck der Honorar- oder Medikamentenabrechnung gegenüber den Krankenversicherungsträgern, Krankenanstalten, sonstigen Kostenträgern oder Patientinnen/Patienten erforderlich sind. Diese Daten sind ausschließlich mit Zustimmung des/der Verantwortlichen gemäß Art. 4 Z 7 Datenschutz-Grundverordnung an die zuständige Ärztekammer über deren Verlangen weiterzugeben.

2.3. Datenschutz in der Ordination

Die gesetzlichen Grundlagen für die Verarbeitung von sensiblen Daten (Krankenakte) in Arztordinationen ist im Datenschutzgesetz (DSG) 2000 und im Gesundheitstelematikgesetz (GTelG) geregelt: Das DSG regelt allgemein die Verwendung von Daten, das GTelG normiert im Speziellen die Übermittlung von sensiblen Daten. Für „nicht personenbezogene Daten", also anonyme Daten, sind diese Gesetze nicht anwendbar.

Kurz zusammengefasst verpflichten die Datenschutzbestimmungen niedergelassene Ärztinnen und Ärzte zu Folgendem:

- Die Sicherung vor Verlust und Zerstörung (Hardware-Gebrechen, Sabotage, Fehleingaben etc.) und Vorkehrungen gegen zufällige Ereignisse (Stromausfall, Wasserschaden, Feuer etc.). Als wesentliche Maßnahme kann eine Datensicherung durchgeführt werden.
- Die Erfüllung der Informations- und Auskunftspflicht gegenüber Patientinnen und Patienten.
- Die Einholung von Zustimmungen für die elektronische Übermittlung von Befunden sowie eine End-zu-End-Verschlüsselung am Stand der Technik bei der Übermittlung.
- Die Zugriffsberechtigung auf Daten und Programme festlegen. Dazu gehört ein personengebundenes Login in alle verwendeten Softwareprodukte sowie die Dokumentation der Zugriffe u.a.

2.4. Werbung für und in der Ordination

Schilderordnung: Nach § 1 Schilderordnung ist eine Ärztin/ein Arzt verpflichtet, seine Ordinationsstätte durch eine entsprechende äußere Bezeichnung (Ordinationsschild) kenntlich zu machen (§ 56 Abs. 1 Z 3 ÄrzteG) und dabei die Richtlinie *Arzt und Öffentlichkeit* zu beachten.

Die Anbringung weiterer Ordinationsschilder ist zulässig. Bestimmte Inhalte müssen auf den Schildern angeführt werden (zum Beispiel Name, akademischer Grad, Berufsbezeichnungen).

Weitere Inhalte können zusätzlich freiwillig angeführt werden (zum Beispiel sonstige Titel, anerkannte Fortbildungsnachweise, Ordinationszeiten, Krankenversicherungsträger usw.). Ein Schild darf nicht in aufdringlicher oder marktschreierischer Form ausgestattet und angebracht sein und die Größe von 1 m^2 nicht übersteigen. Die Beleuchtung des Ordinationsschildes ist erlaubt.

Information über die Praxis und Logo: Erlaubt ist es, ein Praxislogo zu führen und Informationen über den eigenen medizinischen Tätigkeitsbereich zu veröffentlichen sowie eine eigene Homepage zu errichten. Ausdrücklich gestattet sind folgende Informationen gegenüber der Öffentlichkeit:

- die Information über die eigenen medizinischen Tätigkeitsbereiche, die die Ärztin/der Arzt aufgrund ihrer/seiner Aus- und Fortbildung beherrscht,
- die Einladung eigener Patientinnen/Patienten zu Vorsorge- und Kontrolluntersuchungen, Impfungen und dergleichen (Recall-System),
- die Information über die Ordinationsnachfolge,
- die Einrichtung einer eigenen Homepage oder die Beteiligung an einer fremden Homepage.

Werbebeschränkungen: Die Angaben über die Ordination und den Tätigkeitsbereich müssen sachlich, wahr sein und dürfen nicht das Standesansehen beeinträchtigen (Ärztegesetz, Richtlinie Arzt und Öffentlichkeit). Unsachlich ist eine medizinische Information, wenn sie wissenschaftlichen Erkenntnissen oder medizinischen Erfahrungen widerspricht. Unwahr ist eine Information, wenn sie den Tatsachen nicht entspricht. Selbstanpreisungen der eigenen Person oder Leistungen durch aufdringliche bzw. marktschreierische Darstellung ist verboten, ebenso Werbung für Arzneimittel, Heilbehelfe und sonstige medizinische Produkte sowie für deren Hersteller und Vertreiber.

Recht am Bild: Veröffentlichungen mit Namen und/oder Bildern von bzw. mit Patientinnen/Patienten oder Mitarbeiterinnen/Mitarbeitern sind nur mit deren schriftlicher Zustimmung zulässig.

Umgang mit Medien und Social Media: Ärztinnen und Ärzte haben auch eine gewisse Verantwortung dafür, dass eine standeswidrige Werbung auch durch Dritte, insbesondere durch Medien, unterbleibt. Die Erwähnung des Namens der Ärztin/des Arztes inklusive zulässiger Bezeichnungen ist erlaubt. Verboten ist eine wiederholte betonte und auffällige Nennung des Namens in Verbindung mit einem gleichzeitig geschalteten Inserat im selben Medium. Ein Social-Media-Auftritt einer Ordination ist möglich, wenn sämtliche Werbebeschränkungen eingehalten werden.

2.5. Anstellung von Ärztinnen/Ärzten bei Ärztinnen/Ärzten bzw. Job-Sharing

Seit einigen Jahren ist es auch in Österreich möglich, dass Ordinationen oder Gruppenpraxen Ärztinnen/Ärzte anstellen dürfen. Zuvor war dies nur in einer

Krankenanstalt möglich. Durch die Neuregelung soll dem Ärztemangel vor allem im ländlichen Bereich entgegengewirkt werden. Jungen Kolleginnen/Kollegen wird dadurch außerdem der Einstieg in die Niederlassung erleichtert, da sie schrittweise auf dem Weg in die Selbstständigkeit begleitet werden.

Eine Anstellung von Ärztinnen/Ärzten ist nur dann möglich, wenn es entsprechende freie Stellen auch im kassenvertraglichen Stellenplan gibt. Außerdem darf die angestellte Ärztin/der angestellte Arzt das 70. Lebensjahr noch nicht vollendet haben. Der notwendige Ausbildungsabschluss und der Eintrag in die österreichische Ärzteliste muss vorliegen. Die ursprüngliche Ordinationsleiterin bzw. der ursprüngliche Ordinationsleiter ist weiterhin dazu verpflichtet, ihren/seinen Beruf persönlich auszuüben. Eine angestellte Ärztin bzw. ein angestellter Arzt darf also nicht als Platzhalter fungieren. Allerdings ist es möglich, ein Job-Sharing-Modell einzuführen und somit ohne Verlust der Vertragsarztstelle trotzdem selbst kürzer zu treten. Mit der neuen Regelung haftet die angestellte Ärztin bzw. der angestellte Arzt für Behandlungsfehler selbst. Somit steigt das Haftungsrisiko im ambulanten Bereich für die Praxisleiterinnen/Praxisleiter nicht an, wenn sie Ärztinnen/Ärzte anstellen.

3. Arzthaftung

3.1. Behandlungsvertrag/Lege-artis-Behandlung/Aufklärung

Die Arzthaftung basiert auf dem Behandlungsvertrag zwischen Ärztin/Arzt und Patientin/Patient sowie der gesetzlichen Pflicht, eine Lege-artis-Behandlung durchzuführen (siehe Pkt. 2.1.). Im Rahmen des Behandlungsvertrages wird aber kein Erfolg (Heilung) geschuldet, sondern eine sorgfältig durchgeführte Behandlung am Stand der Medizin. Eine Ärztin/ein Arzt hat ihre/seine Tätigkeit mit der Sorgfalt einer durchschnittlich sorgfältigen Ärztin bzw. eines durchschnittlich sorgfältigen Arztes durchzuführen. Gibt es Versäumnisse, stellt sich die Frage nach der Haftung. Die Arzthaftung in Österreich unterscheidet dabei zwei klassische Fehlertypen, nämlich den **Behandlungsfehler (Kunstfehler)** und den **Aufklärungsfehler**. Die Patientin/der Patient hat z.B. via Gutachten einen Behandlungsfehler nachzuweisen. Die Ärztin/der Arzt hat eine State-of-the-Art-Aufklärung zu beweisen. Dies kann über die Vorlage der Dokumentation

(Krankenakte, Aufklärungsbogen) erfolgen. D.h., eine gute und sorgfältige Dokumentation schützt auch vor ungerechtfertigten Forderungen und Ansprüchen.

3.2. Mitwirkungspflicht der Patientin/des Patienten

Der Behandlungsvertrag zwischen Ärztin/Arzt und Patientin/Patient beruht auf einem besonderen Vertrauensverhältnis. Nicht nur die Ärztin/der Arzt hat Pflichten, auch die Patientinnen und Patienten haben ihren Beitrag zur Behandlung und damit zur Genesung bzw. Linderung der Symptome beizutragen. Die Patientin/der Patient ist verpflichtet, die Anweisungen der Ärztin/des Arztes (z.B. Lebensstil, Einnahmeschema von Arzneimitteln, Verbandswechsel, Ernährung etc.) einzuhalten. Wenn sich die Patientin/der Patient nicht an die vereinbarten Maßnahmen hält, kann sie/er die Ärztin bzw. den Arzt nicht für den ausbleibenden Erfolg bzw. für daraus folgende Schäden haftbar machen.
Auch im Fall eines Kunstfehlers hat die Patientin/der Patient die Pflicht, den Schaden möglichst gering zu halten und im Rahmen der sogenannten „Schadensminderungsobliegenheit“ (§ 1304 ABGB) weitere Behandlungen wie z.B. zumutbare Sanierungseingriffe oder Physiotherapie, Pharmakotherapie etc. durchzuführen. Verweigert sie/er dies, kann der Schadenersatz entsprechend gekürzt werden.

3.3. Einsicht in Krankenakte, Archivierung und Befundauskunft

Patientinnen/Patienten haben das Recht, kostenlos Auskunft über die eigenen Gesundheitsdaten zu erhalten. Ihnen ist demnach eine Kopie der personenbezogenen Daten, die Gegenstand der Verarbeitung sind, zur Verfügung zu stellen. Für alle weiteren Kopien, die beantragt werden, kann ein angemessenes Entgelt verlangt werden. Stellt die betroffene Person den Antrag elektronisch, so sind die Informationen in einem gängigen elektronischen Format zur Verfügung zu stellen, sofern die Person nichts anderes angibt. Im Sinne dieser Regelung ist Patientinnen/Patienten einmalig die gesamte Krankengeschichte sowie einzelne Behandlungsunterlagen kostenlos zur Verfügung zu stellen. Die Patientin/der Patient hat allerdings kein Recht auf die Herausgabe der Originaldokumentation. Diese muss gemäß Ärztegesetz von der Ärztin/vom Arzt archiviert und zehn Jahre aufbewahrt werden. Versicherungen raten zu einer Aufbewahrung über 30 Jahre, um auch die lange Verjährungsfrist (später auftauchende Schäden) abdecken zu können.

Die Arztordination darf nur der Patientin/dem Patienten den Befund übermitteln. Weder die Ehepartnerin/der Ehepartner noch die Eltern von mündigen Kindern (über 14 Jahre alt) dürfen ohne Zustimmung der Patientin/des Patienten den Befund erhalten. Die ist Teil der Schweigepflicht (vgl. dazu Pkt. 2.2). Die Patientin/der Patient kann die Ärztin/den Arzt allerdings von der Schweigepflicht entbinden, sodass sie/er Auskunft an dritte Personen (z.B. Eltern, Vertrauensperson, Ehepartner) geben darf. Das kann sowohl ausdrücklich (schriftliche Erklärung, Vollmacht) als auch mutmaßlich geschehen. Ist jemand so schwer verletzt oder erkrankt, dass er sich nicht dazu äußern kann, kommt es darauf an, ob die Patientin/der Patient gewollt hätte, dass ihre/seine Angehörigen von ihrem/seinem Zustand erfahren. Davon ist regelmäßig auszugehen.

3.4. Ausbildungsgrad von Ordinationsangestellten

Eine Ordinationshilfe, die nur rein administrative Tätigkeiten macht, benötigt keine besondere Ausbildung. Wenn sie jedoch Assistenztätigkeiten bei medizinischen Maßnahmen leisten soll oder beispielsweise Blutabnahmen, dann ist eine Ausbildung als Ordinationsassistent/Ordinationsassistentin notwendig. Die Ausbildung besteht aus einem praktischen und einem theoretischen Teil. Die Praxis kann in der Ordination absolviert werden.

Übernimmt man Ordinationshilfen von Vorgängerinnen/Vorgängern, so gilt: Alte Ausbildungen zum/zur sogenannten Ordinationsgehilfen/Ordinationsgehilfin gelten weiter. Für Tätigkeiten, die er/sie dabei nicht gelernt hat, wie etwa Blutabnahme, sollte er/sie geschult werden.

Mögliche Praxismodelle – Einzelpraxis, Gruppenpraxis, Jobsharing, PVE

Ein Interview mit Naghme Kamaleyan-Schmied

Naghme Kamaleyan-Schmied

Welches Praxismodell wird derzeit am häufigsten gewählt?

Das am häufigsten gewählte Modell ist das einer Einzelordination, bei dem eine einzelne Ärztin bzw. ein einzelner Arzt einen Vertrag mit der Kasse hat. Dieses Modell hat den Vorteil, dass man selbstständig mit seinem eigenen kleinen Team aus Assistentinnen/Assistenten arbeitet und sich nicht mit anderen Ärztinnen und Ärzten absprechen muss.

Diese Flexibilität bedeutet aber auch, dass der Urlaub mit den anderen Kassenärztinnen und -ärzten in der Umgebung abgesprochen werden muss, denn es gibt auch fixe Vorgaben der Kasse bezüglich der Öffnungszeiten. Zudem muss man sich selbst um Vertretungen im Falle von Unfall, Krankheit oder Schwangerschaft kümmern. Der Vertretungsarzt/die Vertretungsärztin in der Ordination muss auch aus eigener Tasche bezahlt werden, dafür ist die Ärztin/der Arzt, die/der ausfällt, in der Regel versichert.

Wie sehen Sie die Zukunft der Einzelpraxis?

Die Zukunft liegt in der Flexibilität bei den Öffnungszeiten seitens der Krankenkassen, das sehe ich als ein Modell der Zukunft. Derzeit ist es beispielsweise für eine Ärztin mit kleinen Kindern schwer, die Rahmenbedingungen im Kassenvertrag zu erfüllen, denn es ist zum Beispiel festgeschrieben, dass eine Kassenärztin/ein Kassenarzt zumindest einmal pro Woche bis 19 Uhr geöffnet haben muss.

Wie sieht es mit Gruppenpraxen aus?

Das Modell wird seltener gewählt als Einzelordinationen. Eine Gruppenpraxis kann aus zwei bis vier Ärztinnen und Ärzten bestehen, basierend auf zwei bis vier Kassenverträgen. Grundvoraussetzung sind natürlich die entsprechenden Räumlichkeiten. Dafür können mehrere Ärztinnen und Ärzte eine größere Zahl an Patientinnen/Patienten versorgen. Eine Gruppenpraxis muss 40 Stunden pro Woche, an allen Werktagen im Jahr geöffnet sein, es gibt also, anders als bei Einzelordinationen, keine Schließtage. Urlaube und Krankenstände müssen intern geregelt werden. Damit verbunden ist natürlich eine geringere Flexibilität und ein großer Personalaufwand.

Was ist Ihre Vision in Bezug auf Gruppenpraxen?
Ich sehe durchaus eine Zukunft für die Gruppenpraxis, aber das hängt auch von der Bereitschaft der Ärztinnen und Ärzte ab, den vorgegebenen Rahmen zu erfüllen und eine GesmbH zu gründen. Damit verbunden ist nämlich auch, dass eine Trennung von den anderen Ärztinnen/Ärzten schwieriger wird und man sehr aneinander gebunden ist. Hinzu kommt, dass sich der Personalnotstand in allen Branchen auch da stark auswirken wird. Es müssen ja auch mehr Assistentinnen/Assistenten eingestellt sein, um die Urlaubstage abzudecken. Im Gegensatz zur Einzelpraxis ist in der Gruppenpraxis deutlich weniger Flexibilität gegeben. Viele Mitarbeiterinnen/Mitarbeiter zu haben, bringt immer auch Informationsverlust mit sich.

Was hat es mit den Jobsharing-Modellen auf sich?
Das Prinzip des Jobsharings ist, dass man in der Einzelpraxis eine Vertretungsärztin bzw. einen Vertretungsarzt hat, die/der zwei bis drei Tage in der Ordination arbeitet. Seit kurzem ist das auch zeitgleich mit der Inhaberin/dem Inhaber der Ordination möglich, das parallele Arbeiten ist ein großer Vorteil. Das ermöglicht mehr Flexibilität bei den Schwächen einer Einzelpraxis, etwa im Falle von Krankheiten, Urlauben, im Alter oder in der Karenz. Zusätzlich bietet das Modell die Möglichkeit, eine große und größer werdende Anzahl an Patientinnen und Patienten zu versorgen. Jobsharing-Verträge ermöglichen, dass junge Kolleginnen und Kollegen angelernt werden, wenn etwa eine Pensionierung ansteht. Man kann damit auch die Zusammenarbeit mit anderen Kolleginnen und Kollegen ausprobieren, wenn man beispielsweise eine Gruppenpraxis andenkt. Nachteile von diesem Modell sind die Deckelungen und die zeitliche Limitierung.

Wie sieht es mit den sogenannten „Primärversorgungseinheiten" aus?
In einem derartigen PVE arbeiten drei bis fünf Ärztinnen/Ärzte, die interdisziplinäre Unterstützung erhalten, etwa durch Sozialarbeiterinnen/Sozialarbeiter,

Krankenschwestern, Psychologinnen/Psychologen etc. Letztlich ist ein PVE ein medizinisches Zentrum, das pro Tag bis zu 300 Patientinnen/Patienten versorgen kann und 50 Stunden pro Woche geöffnet hat. Das kann an einem Standort oder disloziert an mehreren Standorten organisiert sein. Möglich ist beispielsweise, dass sich mehrere Einzelpraxen mit einem diplomierten Krankenpfleger zusammenschließen, aber als PVE an verschiedenen Standorten ordinieren. An sich sollte das Idealbild aber aus gewachsenen Strukturen bestehen und nicht aus Zwangsehen von drei Ärztinnen und Ärzten, die sich davor gar nicht gekannt haben.

Zudem benötigt man einen sehr großen Vertreterpool und hat kaum Flexibilität, so sind für PVEs keine Schließzeiten, etwa bei Krankheit, vorgesehen. Letztlich bedeutet eine PVE auch viel mehr Administration und wechselnde Ärztinnen und Ärzte in der Patientenversorgung.

Insgesamt ist das also ein sehr personalintensives Modell. Unabhängig von den Praxismodellen gibt es zu wenig Vertragsärzte/-ärztinnen, mit Schuld ist auch die geringe Flexibilität, weil man als Kassenärztin/Kassenarzt im fixen Korsett der Verträge mit der Sozialversicherung steckt.

Wie sehen Sie die Zukunft der Hausärztin/des Hausarztes?

Die Hausärztin bzw. der Hausarzt des Vertrauens ist unendlich wichtig, weil sie/er wohnortnah die Patienten und Patientinnen in allen Lebens- und Alterslagen begleitet. Die Hausärztin/der Hausarzt deckt ja ein umfassendes Spektrum in der Versorgung ab: Das geht über die akute Behandlung und Erstdiagnose über intensive Beratungen, Gesundheitsvorsorge inklusive Impfungen, Krankschreibung, die Behandlung der gesamten Familie als Familienarzt/-ärztin bis zur Weiterleitung an andere Spezialistinnen/Spezialisten oder ins Krankenhaus.

Die Hausärztin/der Hausarzt überblickt die gesamte Krankengeschichte der Patientinnen und Patienten und ist erste Ansprechpartnerin bzw. erster Ansprechpartner für alle gesundheitlichen Sorgen und Nöte einer Patientin bzw. eines Patienten. Die Hausärztin/der Hausarzt kennt ihre/seine Patientinnen/Patienten bisweilen quasi „seit Generationen".

Die Zukunft der Hausärztin/des Hausarztes liegt meiner Meinung nach im Zusammenschluss von mehreren Fächern, etwa in der Zusammenarbeit von Haus- und Kinderarzt/-ärztin. Ich kann mir nichts Schöneres vorstellen, denn als Hausärztin begleite ich meine Patienten ein Leben lang. Mit dem aktuell beschlossenen Facharzt für Allgemein- und Familienmedizin wird die Wichtigkeit der Allgemeinmedizin noch einmal betont. Das ist derzeit noch ein Rohdiamant, die Details in der Ausbildung müssen noch präzisiert werden, aber ich sehe die Fachärztin/den Facharzt als eine große Chance zur Aufwertung der Hausärztin/des Hausarztes.

Die Steuerberaterin/der Steuerberater

Vom unbekannten Wesen bis zu einer/einem der engsten Vertrauten der Ärztin/des Arztes

Dieter Welbich

1. Grundlegende Gedanken

Die allermeisten niedergelassenen Ärztinnen und Ärzte haben eine Steuerberaterin/einen Steuerberater und sind auch in aller Regel mit der Zusammenarbeit zufrieden. Dennoch ist es hilfreich, diese Zusammenarbeit einmal aus einer nicht fachlichen Sicht zu beleuchten, um Missverständnissen vorzubeugen und für einen klareren Blick auf die Leistungen der Steuerberaterin/des Steuerberaters zu sorgen.

Der Schlüssel zum Verständnis der Leistungen einer Steuerberaterin/eines Steuerberaters könnte beispielsweise darin bestehen, deren/dessen Tätigkeit mit den eigenen Leistungen zu vergleichen. Der Vergleich liegt nahe, weil auch der Berufsstand der Steuerberaterinnen und Steuerberater zu den freien Berufen zählt. So wie sich die Ärztinnen und Ärzte um die Gesundheit ihrer Patientinnen und Patienten kümmern, kümmern sich die Steuerberaterinnen und Steuerberater um die Steuern und das wirtschaftliche Wohlergehen ihrer Klientinnen und Klienten.

Ein weiterer Schlüssel könnte darin bestehen, dass sich auch die niedergelassene Ärztin bzw. der niedergelassene Arzt als Einzelunternehmerin/Einzelunternehmer versteht, der sie/er auch ist, und die Steuerberaterin/den Steuerberater, der/die ebenso Unternehmerin/Unternehmer ist, als gleichwertige Partnerin bzw. gleichwertigen Partner sieht, die/den sie/er zu ihrer/seiner Unterstützung mit all ihrer/seiner Erfahrung heranzieht.

Es ist natürlich von Vorteil, wenn die Steuerberaterin/der Steuerberater Erfahrungen im Bereich der Betreuung von Ärztinnen bzw. Ärzten vorweisen kann. Das erleichtert die Zusammenarbeit und die Kommunikation. Einige Kanzleien werben aktiv mit ihrer Expertise auf diesem Gebiet. Auf andere stößt man erst durch Empfehlungen von Kolleginnen und Kollegen. Die Suche nach der geeigneten Steuerberaterin bzw. dem geeigneten Steuerberater wird aber auch maßgeblich vom persönlichen Eindruck geprägt. Nachdem die Steuerberaterin/der Steuerberater regelmäßig in alle finanziellen Angelegenheiten der Ordination Einblick hat, ist auch ein besonderes Maß an Zuverlässigkeit und Vertrauenswürdigkeit erforderlich. Davon wird man sich nur im persönlichen Gespräch überzeugen können.

Wie mannigfaltig die Zusammenarbeit werden kann, zeigt sich häufig erst im Laufe der vielen Jahre einer Zusammenarbeit. Im Zuge dieser zeigt sich dann auch früher oder später, ob man die richtige Wahl getroffen hat. Im Zweifelsfall ist es mittlerweile aber durchaus auch üblich, sich in besonderen Fällen eine zweite oder eventuell sogar dritte Meinung einzuholen. Steuerprüfungen können da ein auslösendes Ereignis sein. Damit das Vertrauensverhältnis zur bestehenden Steuerberaterin/zum bestehenden Steuerberater dadurch nicht beschädigt wird, sollte man in so einem Fall aber eine entsprechende Rücksichtnahme walten lassen.

Die Beauftragung einer Steuerberaterin/eines Steuerberaters ist zwar nicht zwingend gesetzlich vorgesehen, aber das nachfolgende Kapitel zeigt, dass man in aller Regel eine/einen benötigen wird.

2. Die Leistungen der Steuerberaterin/des Steuerberaters

2.1. Buchhaltung

Häufig steht diese Tätigkeit am Anfang der Zusammenarbeit. Es geht um die Führung der Grundaufzeichnungen und die Einrichtung einer ordnungsgemäßen Einnahmen-Ausgaben-Rechnung.

Niedergelassene Ärztinnen und Ärzte sind natürlich auch Einzelunternehmerinnen bzw. Einzelunternehmer und müssen eine Buchhaltung führen. Sie sind aber häufig zu klein, um sich die Beschäftigung einer eigenen Buchhaltungskraft leisten zu können. Es müsste schon ein großer Zufall sein, wenn aus irgendwelchen anderen Gründen dennoch das Know-how vorliegt, um die Buchhaltung selbst erstellen zu können. Daher ist es in aller Regel die Hauptaufgabe der Ärztin/des Arztes, für eine passende Belegvorbereitung zu sorgen. Darunter wäre idealerweise die Führung eines Kassabuches und eines Ordinationsbankkontos jeweils mit allen Belegen zu verstehen. Die Steuerberaterin/der Steuerberater würde sich um die Verbuchung dieser Belege in ihrem/seinem Buchhaltungsprogramm kümmern.

Im Vorfeld wird es notwendig sein, dass man sich von der Steuerberaterin/vom Steuerberater aufklären lässt, welche Ausgaben als betrieblich gelten und damit in die Buchhaltung aufgenommen werden dürfen. Wichtig ist auch die Klärung von Privatanteilen und damit von teilweise abzugsfähigen Aufwendungen.

2.2. Lohnverrechnung

Die Zahl der Mitarbeiterinnen und Mitarbeiter ist zwar oft nicht hoch, aber dennoch haben niedergelassene Ärztinnen und Ärzte häufig Beschäftigte. Um da monatlich ordnungsgemäß die Gehälter abzurechnen, bedarf es einer entsprechenden Personalabrechnung. In der Praxis wird diese als noch komplizierter als die Buchhaltung angesehen und in der Folge gerne an die Steuerberaterin/den Steuerberater ausgelagert.

2.3. Gewinnermittlung

Einmal jährlich muss die Einnahmen-Ausgaben-Rechnung erstellt werden, welche als Basis für die Ermittlung der steuerpflichtigen Einkünfte dient. In diesem Rahmen sind auch das Anlagenverzeichnis für die getätigten Investitionen zu erstellen und die Steuerbegünstigungen (z.B. Gewinnfreibetrag) zu beantragen. Dabei handelt es sich um eine Kernaufgabe der Steuerberaterin/des Steuerberaters, bei der sie/er auch Kompetenz und Kreativität zeigen kann.

2.4. Steuererklärungen

Auf Basis der Einnahmen-Ausgaben-Rechnung für die selbständige ärztliche Tätigkeit sind dann auch einmal jährlich die Einkommen- und Umsatzsteuererklärung zu erstellen. Dabei müssen auch alle anderen Einkünfte berücksichtigt werden – und viele Ärztinnen und Ärzte haben solche (z.B. Vermietungen, weitere selbständige Tätigkeiten, Anstellungsverhältnisse, Pensionen). Außerdem müssen die persönlichen Verhältnisse bedacht werden, um die gesamte Steuersituation der Ärztin/des Arztes zu erfassen (Sonderausgaben und außergewöhnliche Belastungen wie Krankheitskosten, familiäre Verhältnisse wie den Alleinverdiener-, Alleinerzieher- oder Unterhaltsabsetzbetrag oder – ganz wichtig – der Familienbonus).

In diesem Zusammenhang wird die Steuerberaterin/der Steuerberater alles tun, um die Steuerlast auf das gesetzliche Mindestmaß zu reduzieren.

2.5. Steuerberatung

Sofern diese nicht ohnehin im Rahmen der bereits genannten vier Arbeitsbereiche erfolgte, kann die Steuerberaterin/der Steuerberater natürlich jederzeit bei steuerlichen Fragen herangezogen werden. Dies findet dann in aller Regel gesondert statt und bezieht sich auf Steuergestaltungen im gesetzlichen Rahmen. Ein Spezialfall ist hier die Umsatzsteuer. Grundsätzlich sind die Leistungen der Ärzteschaft ohnehin von der Umsatzsteuer befreit. Sonstige Leistungen und andere Tätigkeiten können aber sehr wohl umsatzsteuerpflichtig sein. Sollte es diese geben, könnte ein gezielter Einsatz der sogenannten Kleinunternehmerbefreiung Abhilfe schaffen.

2.6. Wirtschaftsberatung

Wenn die niedergelassene Ärztin/der niedergelassene Arzt in weiterer Folge gesehen hat, wie breit aufgefächert das Leistungsspektrum ist oder sein kann und welche Kompetenz besteht, wird die Steuerberaterin/der Steuerberater häufig auch in sonstige unternehmerische Entscheidungen eingebunden. Klassisch werden dies die Bereiche der Finanzierung und Investition sein. Investitionen werden mit der Steuerberaterin/dem Steuerberater hinsichtlich der Leistbarkeit und der allfälligen Inanspruchnahme steuerlicher Begünstigungen besprochen. Bei der Finanzierung kann sie/er das Bankgespräch mit bestehenden wirtschaftlichen Unterlagen (z.B. mit Einnahmen-Ausgaben-Rechnungen und betriebswirtschaftlichen Auswertungen) und Planungsrechnungen unterstützen. Sehr häufig sind die niedergelassenen Ärztinnen und Ärzte aber auch an einer betriebswirtschaftlichen Kritik ihrer unternehmerischen Tätigkeit interessiert. Die Steuerberaterin/der Steuerberater kann hier Fehlentwicklungen und allfällige neue Potentiale auf Basis der betriebswirtschaftlichen Auswertungen ihrer/seiner Buchhaltung aufzeigen.

2.7. Arbeits- und Sozialversicherungsrecht

Auch wenn die Zahl der Beschäftigten oft niedrig sein wird, hat man es mit der gesamten Vielfalt des österreichischen Arbeits- und Sozialrechts zu tun.
Die Steuerberaterin/der Steuerberater kann auch hier unterstützen, und zwar einerseits bei der Personalaufnahme und der Personalfreisetzung und andererseits bei der Klärung laufender Fragen (z.B. Jobticket, Gleitzeit, Inanspruchnahme des Urlaubs, Entlohnung, Karenz, Krankenstand).

2.8. Versicherungen

Diese sind in aller Regel die Angelegenheit von Spezialisten (Versicherungsmaklerin/-makler; siehe dazu auch ab Seite 112). Dennoch hat die Steuerberaterin/der Steuerberater auch hier eine wichtige Funktion, weil von ihr/ihm entscheidende Unterlagen benötigt werden. Beispielsweise geht es bei der Pensionsvorsorge um die wirtschaftliche Leistbarkeit und bei Betriebsunterbrechungsversicherungen um die sorgfältige Kalkulation des Deckungsbeitrages und der Fixkosten.

2.9. Ärztekammerumlage und Wohlfahrtsfonds

Wer kennt diese beiden Themen nicht? Die Meldung an die Concisa wird oftmals der Steuerberaterin/dem Steuerberater übertragen, weil sie/er über alle Daten verfügt und damit für die richtige Meldung sorgen kann. Entscheidend ist, dass sie/er im Meldeformular nur jene Einkünfte einträgt, die auch beitragspflichtig sind, und die Monatsgehaltszettel (sofern auch ein Dienstverhältnis besteht) anfordert, um die Beitragslast zu minimieren.

2.10. Sozialversicherung

Auch dieser Bereich ist vom Tätigkeitsbereich der Steuerberaterin/des Steuerberaters erfasst. Dazu zählt nicht nur die Abrechnung mit der ÖGK im Zuge der Personalabrechnung, sondern auch die Beratung zur persönlichen Sozialversicherung der niedergelassenen Ärztin/des niedergelassenen Arztes. Nachdem die Pflichtversicherung nur im Bereich der Unfall- und Pensionsversicherung besteht, wird die bestmögliche Auswahl der Krankenversicherung ein Thema sein. Die korrekte Meldung an die Standesführung der Ärztekammer ist eine nicht zu unterschätzende Nebenbedingung für die ordnungsgemäße sozialversicherungsrechtliche Führung der Ärztinnen und Ärzte.

2.11. Gesellschaftsrechtliche Beratung

Nachdem Ärztinnen und Ärzte mittlerweile auch berechtigt sind, eine OG und eine GmbH zu gründen, kommt diesem speziellen Teil der Beratungstätigkeit große Bedeutung zu. Egal, ob es sich um Ambulatorien, Ärztezentren oder sonstige Zusammenschlüsse (etwa Ordinations- und Apparategemeinschaften) handelt, wird die Beiziehung von geeigneten Beraterinnen/Beratern unerlässlich sein. Die Steuerberaterin/der Steuerberater kann hier ihre/seine wirtschaftliche Expertise, aber auch Spezialwissen im Bereich des Umgründungssteuerrechts einbringen. Bei der Gründung wird es sich um Einbringungen (Art. III Umgründungssteuergesetz) oder Zusammenschlüsse (Art. IV Umgründungssteuergesetz) handeln. Diese Materien sind hochkomplex und bedürfen einer eingehenden Befassung, damit hier keine Fehler, die oft teuer zu stehen kommen, gemacht werden. Bei der Auflösung handelt es sich dann häufig um Liquidationen oder Realteilungen (nach Art. V Umgründungssteuergesetz).

2.12. Vertretung gegenüber Behörden

Die Steuerberaterin/der Steuerberater dient aber auch als „Schutzschild" gegenüber Finanzbehörden. Sie/er wird nicht nur gegenüber den Steuerbehörden vertreten und im Falle von finanzstrafrechtlichen Verfolgungsverhandlungen verteidigen, sondern auch bei Rechtsstreitigkeiten entsprechende Rechtsmittel (z.B. Beschwerden) einbringen. Gerade in diesem Bereich ist die Steuerberaterin/der Steuerberater besonders gefordert und kann im Gegenzug aber auch die eigene Kompetenz unter Beweis stellen.

2.13. Betreuung von Steuerprüfungen

Keiner will sie und sie stehen auch nicht laufend auf der Tagesordnung, aber früher oder später werden sie einen erreichen. Und hier steht schließlich der „Elchtest" an, und zwar sowohl für die Steuerberaterin/den Steuerberater selbst als auch für ihre/seine Beziehung zur Ärztin/zum Arzt. Damit es im Rahmen einer Steuerprüfung nicht zu unerwarteten und unangenehmen Ergebnissen kommt, bedarf es nicht nur einer gewissenhaften Tätigkeit im Zuge der laufenden Zusammenarbeit, sondern auch einer professionellen Betreuung der Steuerprüfung selbst. Prüfungssituationen sind allgemein schon sensibel, können sich aber dazu noch emotional aufladen. Die Steuerberaterin/der Steuerberater muss hier souverän bleiben und das ganze fachliche und kommunikative Können einbringen. Im Zweifel werden auch Kompromissfähigkeit und Lösungskompetenz getestet. Entscheidend ist aber, wie gut die Steuerberaterin/der Steuerberater mit den Angelegenheiten der Klientinnen/Klienten vertraut ist. In keiner anderen Situation ist es wichtiger als in dieser, seine Klientin bzw. seinen Klienten gut zu kennen.

Welche konkreten Themenstellungen können sich im Rahmen von Steuerprüfungen ergeben?

- Stimmen Leistungsangebot laut Homepage und Einnahmekategorien laut Buchhaltung überein?
- Wird bei Vorliegen entsprechender Bareinnahmen eine Registrierkasse geführt? Hinweis: Es wurden bereits Ärztinnen/Ärzte mit Finanzstrafen belegt, die das übersahen.
- Werden die Kriterien der Angehörigenjudikatur bei der Beschäftigung naher Angehöriger eingehalten?
- Gibt es für das von der Ärztin/vom Arzt benutzte KFZ einen ausreichenden Privatanteil und wird allenfalls auch die Luxustangente beachtet?
- Sind Wartezimmeraufwand und Arbeitskleidung ausreichend dokumentiert und professionell eingekauft?
- Werden Personen im Werkvertrag beschäftigt, die eigentlich Angestellte sind?
- Dürfen Auskünfte unter Berufung auf die ärztliche Schweigepflicht verweigert werden?
- Überschreiten die nicht umsatzsteuerbefreiten Leistungen (Schönheitsbehandlungen, Verkauf von Hilfsmitteln und Medikamenten, Lehr- und Vortragstätigkeiten, schriftstellerische Tätigkeit etc.) die Kleinunternehmergrenze und wird auch die Umsatzsteuer dafür abgeführt?
- Werden auch keine Prämien für private Krankenversicherungen abgesetzt?
- Ist nicht abzugsfähiger Repräsentationsaufwand in den Betriebsausgaben enthalten?
- Wird versucht, Kosten der privaten Lebensführung in die betriebliche Sphäre zu verlagern (etwa durch volle Geltendmachung einer Reise, die zwar der Fortbildung dient, aber bei der ein Urlaub angehängt wird)?
- Werden in der Zweitordination auch wirklich Patientinnen/Patienten empfangen?

Die Liste ist natürlich nicht vollständig, zeigt aber deutlich, warum Steuerprüfungen eine große Belastungsprobe für die Ärztin/den Arzt und die Steuerberaterin/den Steuerberater sein können. Je besser man auf diese Eventualitäten vorbereitet ist, desto weniger wird die Steuerprüfung zu einem echten Problem werden können. Es empfiehlt sich daher, rechtzeitig mit seiner Steuerberaterin/seinem Steuerberater im Zuge einer Steuerberatung diese Themen anzusprechen und zu klären.

2.14. Ordinationsverkauf

Am Ende der beruflichen Laufbahn steht dann die Aufgabe der Verwertung der Ordination an. Von besonderer Bedeutung bei diesem sensiblen Thema ist die Suche nach einer Nachfolgerin/einem Nachfolger, die von der Steuerberaterin/vom Steuerberater begleitet werden kann. Sie/er kann auch für die Bewertung der Ordination sorgen und an den Gesprächen teilnehmen und bestenfalls hier auch mediatorische Fähigkeiten einbringen. Für die Verkäuferin/den Verkäufer wird sie/er bei Erfüllung aller Voraussetzungen auch für die Inanspruchnahme der sogenannten Halbsatzbegünstigung sorgen. Wenn die Transaktion entsprechend vorbereitet wird, ist auf den Übergangs- und Veräußerungsgewinn nur die halbe Einkommensteuer fällig.

3. Rahmenbedingungen für die Zusammenarbeit mit der Steuerberaterin/dem Steuerberater

3.1. Verschwiegenheitspflicht

Natürlich unterliegen Steuerberaterinnen und Steuerberater dieser Pflicht. Diese überstrahlt die gesamte Zusammenarbeit und soll für die notwendige Vertraulichkeit sorgen. Dennoch müssen die Steuerberaterinnen und Steuerberater wie auch die Banken im Sinne der Vorschriften zur Verhinderung der Geldwäsche und Terrorismusfinanzierung die Identität der niedergelassenen Ärztin/des niedergelassenen Arztes feststellen und dokumentieren sowie im Bedarfsfall auch Meldung erstatten.

3.2. Kontakt halten

Auch wenn der Eindruck entstehen kann, dass die Steuerberaterin/der Steuerberater beinahe allumfassend zuständig ist, ist es ein guter Rat, wenn die niedergelassene Ärztin/der niedergelassene Arzt immer wieder den Kontakt zu ihr/ihm sucht und auch entsprechende Fragen stellt und Aufklärungen verlangt. Die ärztliche Behandlung wird auch um einiges besser sein, wenn die Patientin/der Patient mitwirkt. Das gilt auch für die Steuerberatung. Nachdem sie/er disloziert ist, bekommt sie/er naturgemäß nicht alles mit und kann daher nur auf Basis der Aktenlage handeln. Aus der Praxis heraus kann berichtet werden, dass die Ergebnisse besser werden, wenn die Steuerberaterin/der Steuerberater nicht alleine gelassen wird.

3.3. Allgemeine Auftragsbedingungen (AAB) und DSGVO

Diese werden von der Kammer der Steuerberater und Wirtschaftsprüfer – KSW (zuletzt 2018) – herausgegeben und liegen der Zusammenarbeit zugrunde. Sie regeln auch unangenehme Themen wie das Zurückbehaltungsrecht, die Kündigung und die Rahmenbedingungen für das Honorar. Die Zusammenarbeit unterliegt auch dem Datenschutzrecht und damit der DSGVO. Erfreulicherweise wurde für die Klientinnen und Klienten geregelt, dass die Steuerberaterin/der Steuerberater nicht Auftragsverarbeiter/-verarbeiterin, sondern Verantwortliche bzw. Verantwortlicher ist. Daher müssen die Klientinnen/Klienten ihre Steuerberaterin/ihren Steuerberater nicht beaufsichtigen. Aus diesem Grund empfiehlt es sich, am Anfang der Zusammenarbeit auch diese Punkte abzuhandeln. Die Steuerberaterin/der Steuerberater sollte nach den Vorlagen der KSW beauftragt und bevollmächtigt werden. Im Zuge dessen können auch die wesentlichen Punkte der AAB durchgegangen werden.

3.4. Dauer der Zusammenarbeit

Grundsätzlich handelt es sich um ein sogenanntes Dauerschuldverhältnis. Es ist daher nicht erforderlich, den Auftrag jährlich zu erneuern. Häufig dauert die Zusammenarbeit eher länger, nicht selten auch ein ganzes Berufsleben lang. Ein Wechsel kommt natürlich unter Einhaltung der entsprechenden Kündigungsbestimmungen in Betracht, er sollte jedoch gut überlegt sein, weil der Wechsel auch mit einem Verlust an eingespielten Arbeitsabläufen und Vorratswissen sowie Kosten für die Umstellung einhergeht. Wenn die Zusammenarbeit aber wirklich nicht mehr funktioniert, dann sollte man sich rechtzeitig eine neue Steuerberaterin/einen neuen Steuerberater suchen, um die ordnungsgemäße Administration der Ordination am Laufen zu halten. Sollte die Zusammenarbeit mit der bestehenden Steuerberaterin/dem bestehenden Steuerberater nicht im Guten enden, kann die Steuerberaterin/der Steuerberater bei Nichteinhaltung der Kündigungsfristen eine Kündigungsentschädigung verlangen und im Falle offener Honorare auch Daten zurückhalten. Strittige Honoraransprüche können dann eventuell auch vor Gericht landen. Man wird auch mit keiner weiteren Unterstützung der Steuerberaterin/des Steuerberaters mehr rechnen können, sollte man nachträglich dann doch noch einmal etwas von ihr/ihm benötigen.

Aus diesen Ausführungen kann man erkennen, dass die Beendigung der Zusammenarbeit auch ein hochsensibles Thema werden kann.

3.5. Honorar

Dieses ist frei vereinbar und sollte im Einvernehmen geregelt werden. Häufig kommen für die Standardleistungen Pauschalsätze zur Anwendung. Zusatzleistungen werden sodann nach Aufwand abgerechnet. Guter Rat ist teuer. Das gilt auch hier, aber bei entsprechender Vereinbarung sollte es nicht zu bösen Überraschungen im Nachhinein kommen. Eine gute Nachricht noch: Das Steuerberaterhonorar ist steuerlich natürlich voll abzugsfähig.

4. Abschließende Stellungnahme

Die ärztliche Tätigkeit steht für die niedergelassene Ärztin/den niedergelassenen Arzt natürlich Mittelpunkt des Handelns. Aus dem Vorstehenden ist aber ersichtlich, dass es aufgrund der auch unternehmerischen ärztlichen Tätigkeit sehr viele diese Tätigkeit abrundende andere Faktoren gibt, die es zu beachten gilt. Und genau in diesen Bereichen kann die Steuerberaterin/der Steuerberater wertvolle Dienste leisten, und zwar in einem größeren Ausmaß als bei einer ersten Betrachtung vielleicht gesehen wird. Die o.a. Ausführungen sollen eine kleine Hilfestellung bieten, wie man aus diesem unbekannten Wesen der Steuerberaterin/des Steuerberaters eine wertvolle Vertraute/einen wertvollen Vertrauten machen kann.

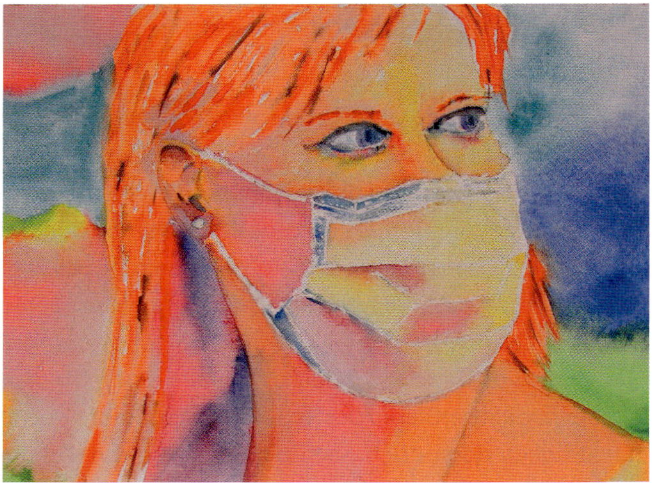

Jitka Malcher

„Vernunft“, 2020
Aquarell
30 x 42 cm

Versicherungen

Franz Starritz
Versicherungen
Was brauche ich wirklich, was muss unbedingt sein?

Versicherungen
Was brauche ich wirklich, was muss unbedingt sein?

Franz Starritz

Die Ordinationsräume sind eingerichtet, der Kassenvertrag unterschrieben, nun geht es an die Arbeit und ans Verdienen. Schließlich müssen die Kreditraten bezahlt werden. Wer kann sich schon seine Ordination ohne Hilfe der Bank einrichten? Jetzt heißt es aber auch überlegen, welche Risiken man zu tragen hat und wie man diese absichert. Damit landet man beim leidigen Thema „Versicherungen".

Was ist an Versicherungen unbedingt erforderlich und wo bekomme ich diese am günstigsten? Dieser Frage muss sich jede angehende Hausärztin bzw. jeder angehende Hausarzt stellen, weshalb ich hier einen kleinen Leitfaden zur Verfügung stellen und dabei nicht außer Acht lassen möchte, dass am Anfang der ärztlichen Tätigkeit das Geld knapp ist und die Kosten möglichst niedrig gehalten werden sollten.

Grundsätzlich rate ich jeder Ärztin/jedem Arzt dazu, nicht eine Vertreterin bzw. einen Vertreter einer Versicherung, sondern einen unabhängigen Versicherungsfachmann (Versicherungsmakler/-maklerin) zu Rate zu ziehen. Die Prämien für die einzelnen Versicherungsdeckungen unterscheiden sich bei den diversen Versicherungsunternehmen teilweise recht deutlich. Hier hilft die Versicherungsmaklerin/der Versicherungsmakler, die/der unabhängig von Versicherungsunternehmen in Ihrem Sinne tätig ist. Sie/er kennt den Versicherungsmarkt und findet für Sie den günstigsten (nicht immer gleichbedeutend mit dem billigsten) Anbieter. Sich an ein Versicherungsunternehmen mit allen Versicherungen zu binden, bringt Ihnen in der Regel höhere Prämien, aber keine Vorteile. Als Hausärztin/Hausarzt sind Sie für die Versicherer bloß eine Polizzennummer. Wichtig ist der Inhalt des Vertrages und für die Ärztin/den Arzt natürlich die Höhe der zu zahlenden Prämie. Welche Versicherungen sind nun vordringlich und sollten auf jeden Fall abgeschlossen werden?

1. Ärztehaftpflichtversicherung

Die Zeiten, in denen die Ärzte als „Götter in Weiß" (Ärztinnen fielen damals kaum ins Gewicht) fast unantastbar waren, sind vorbei. Jede kleinste Verfehlung, jede falsche Behandlung, jede nicht erkannte oder falsch diagnostizierte Krankheit kann zu Schadenersatzforderungen führen. Oft noch Jahre später. In Zeiten, in denen immer mehr Menschen eine Rechtsschutzversicherung abgeschlossen haben, ist auch die Ärztin/der Arzt vor Klagen – wegen was auch immer – nicht mehr gefeit.

Eine Ärztin in meinem Kundenkreis wurde z.B. von einer Patientin verklagt, weil sie „angeblich" eine telefonische Krankmeldung nicht an die Sozialversicherung weitergeleitet habe und so die Patientin finanziellen Schaden erlitt. Die Kosten für Gericht und Anwälte überstiegen in diesem Fall die Schadenersatzforderung mehr als deutlich.

Zum Glück schätzt die Versicherungswirtschaft die Hausärztin/den Hausarzt als geringes Risiko ein, weshalb die Haftpflichtversicherung noch recht günstig ist. Ich empfehle jedoch, nicht an der falschen Stelle zu sparen und eine Versicherungssumme von mindestens € 3.000.000,-- zu wählen, schließlich kann eine nicht erkannte ernsthafte Erkrankung – besonders bei jungen Menschen – zu enormen Kosten führen. Wobei Gerichts-, Anwalts- und Sachverständigenkosten sowie natürlich Schmerzensgeld noch Ihre geringsten Sorgen sind. Im Falle einer dauernden Arbeitsunfähigkeit des Patienten bzw. der Patientin drohen unter Umständen jahrzehntelange Rentenzahlungen.

Sollten Sie bereits als junge Ärztin/junger Arzt in Ausbildung eine Haftpflichtversicherung abgeschlossen haben, vergessen Sie nicht, diese zu aktualisieren. Die Versicherungsunternehmen unterscheiden nämlich, ob Sie Ärztin/Arzt in Ausbildung, angestellte Ärztin/angestellter Arzt oder selbständige Ärztin/selbständiger Arzt sind. In den beiden letzteren Fällen ist zusätzlich auch die Fachrichtung von Bedeutung. Eine falsche Versicherung ist wie gar keine Versicherung.

2. Praxisversicherung

Wenn Sie nicht schon die Bank zur Sicherstellung des Kredits dazu aufgefordert hat, dann sollten Sie eine Versicherung für das Inventar Ihrer Praxis abschließen. Wenn diese neu eingerichtet ist, sollte die richtige Versicherungssumme kein Problem darstellen, die Zahlen haben Sie vielleicht sogar noch im Kopf. Übernehmen Sie eine bestehende Ordination, kann Ihnen vielleicht die Vorbesitzerin/der Vorbesitzer dabei helfen, den Wert des Inventars abzuschätzen. Da hier Neuwertersatz garantiert wird (allerdings nur, wenn die beschädigten oder zerstörten Sachen auch wieder angeschafft werden), ist der Versicherungssumme auch der Neuwert des Inventars zugrunde zu legen.

Hier bieten die Versicherer eine sogenannte „Bündelversicherung", die mehrere, frei wählbare Sparten enthalten wird. Wichtig ist auf jeden Fall die Feuer-, die Leitungswasser- und die Einbruchversicherung. Letztere enthält auch Versicherungsschutz gegen Vandalismus, falls Ihnen Einbrecher/Einbrecherinnen die Ordination verwüsten. Natürlich können Sie noch eine Glasbruch- und eine Elementarschadenversicherung dazu packen, wirklich wichtig sind diese nicht – außer Sie sitzen in einem Glaspalast, haben riesige Glasscheiben oder Ihre Ordination befindet sich in einer exponierten Lage, was Elementarereignisse wie Sturm, Hagel, Erdrutsch etc. wahrscheinlicher machen kann. Ansonsten decken diese Sparten kein existenzgefährdendes Risiko ab. Die Jahresprämie für eine solche Betriebsversicherung wird in der Regel einen niedrigen dreistelligen Betrag pro Jahr ausmachen.

Ebenfalls in die Betriebsversicherung integrierbar sind eine Betriebsunterbrechungsversicherung und eine Elektrogeräteversicherung. Auf die Betriebsunterbrechungsversicherung wird im nächsten Punkt näher eingegangen, zur Geräteversicherung ist Folgendes zu schreiben:

Angeboten wird hier üblicherweise eine Pauschalversicherung, die alle Geräte in der Ordination pauschal und ohne einzelne Auflistung und Wertangabe versichert – egal, ob EDV, Espressomaschine oder EKG. Der Versicherungsschutz erstreckt sich vor allem auf Schäden durch Ungeschicklichkeit, Fehlbedienung, Überspannung, Vandalismus. Aber Achtung: Der Neuwert der Geräte wird üblicherweise nur im ersten Jahr ab Kaufdatum ersetzt, ab dem zweiten Jahr gibt es nur mehr Zeitwertersatz. Zu bevorzugen sind hier Varianten, die einen fixen Prozentsatz (z.B. 10 % Abwertung pro Jahr) vorsehen. Wird bedingungsgemäß nur einfach „der Zeitwert" geboten, kann es zu bösen Überraschungen im Schadensfall kommen. Ganz besonders bei Elektronik kann sich so ein enormer Preisverfall binnen kurzer Zeit ergeben.

3. Betriebsunterbrechungsversicherung

Hier gilt es, zwischen zwei Varianten zu unterscheiden: Die billigere Variante deckt die Fixkosten, wie Miete, Gehälter der Angestellten, Telefon- und Internetgrundgebühr und was sonst noch trotz eines Betriebsstillstands aufgrund Unbenutzbarkeit der Ordination anfällt. Natürlich ist auch Ihr Einkommen (Gewinn, der mit der Ordination erwirtschaftet wird) mitversichert, wenn die Versicherungssumme richtig gewählt ist. Der Versicherungsschutz erstreckt sich auf Brand- und Explosionsschäden, kann aber auf Leitungswasser-, Elementar- und Einbruchschäden erweitert werden. Als Haftzeitraum, also die Dauer, während der ein Versicherer für die laufenden Kosten aufkommt, wird in der Regel ein Zeitraum von sechs Monaten ausreichen. In dieser Zeit sollte es möglich sein, schlimmstenfalls Ersatzräumlichkeiten zu finden und einzurichten.

Die deutlich teurere Variante (Betriebsunterbrechungsversicherung für freiberuflich Tätige, im Versicherungsjargon kurz BUfT genannt) ersetzt die Fixkosten und das entgangene Einkommen auch dann, wenn Sie aufgrund einer Krankheit oder eines Unfalls arbeitsunfähig sind. Auch – in heutiger Zeit umso wichtiger – eine verhängte Quarantäne ist versichert. Schadenersatz wird in der Regel bis zu einem Jahr mit einer Pauschalleistung in Form von 1/360 der Versicherungssumme pro Tag geboten. Achten Sie darauf, dass der Versicherer auf sein Kündigungsrecht im Schadensfall verzichtet! Denn chronische oder nicht heilbare Erkrankungen bzw. alle Fälle, in denen weitere Krankenstände zu erwarten sind (wie z.B. Herzinfarkt, Rheuma, Wirbelsäulen- oder Autoimmunerkrankungen etc.), führen sonst unweigerlich zur Kündigung der Versicherung und Sie werden keine neue mehr abschließen können. Durch den Kündigungsverzicht haben Sie zumindest die Gewähr, dass der Vertrag zehn Jahre lang (dies ist die maximale Vertragsdauer) läuft. Diese Versicherung kann – wie alle betrieblichen Versicherungen – als Betriebsausgabe von der Steuer abgesetzt werden, dafür sind deren Leistungen als Betriebseinnahme zu sehen und entsprechend zu versteuern. Bei der Wahl der Versicherungssumme sollte auch darauf geachtet werden.

Die Höhe der Prämie ist einerseits vom Alter, andererseits von der Wahl der Karenzfrist, also jener Zeit, in der der Versicherer noch nicht leistet, abhängig. Je länger die Karenzfrist, desto niedriger ist natürlich auch die Prämie.

4. Rechtsschutzversicherung

Angenommen, Ihnen wird vorgeworfen, eine Erkrankung bei einem Patienten nicht oder falsch diagnostiziert zu haben: Wenn die Folgen für den Patienten schwerwiegend sind, kann gegen Sie Strafanzeige erstattet werden. Die Kosten für die Verteidigung im Ermittlungsverfahren der Staatsanwaltschaft und den unter Umständen folgenden Strafprozess betreffen nicht Ihre Haftpflichtversicherung (diese tritt erst in den Fall ein, wenn es um Schadenersatzforderungen und Schmerzensgeld geht, also im Zivilprozess), sondern werden ausschließlich durch die Rechtsschutzversicherung abgedeckt. Diese wird in einer Art „Bausteinsystem" angeboten, also in einer Grundvariante, die durch zusätzliche Leistungen erweitert werden kann. Lassen Sie sich hier genau beraten, und treffen Sie dann Ihre Entscheidung, welche Rechtsbereiche für Sie wirklich wichtig sind. Je umfangreicher die Versicherung abgeschlossen wird, desto teurer ist sie klarerweise.

Ebenso wichtig ist, dass die Rechtsschutzversicherung nicht bei jenem Versicherer abgeschlossen wird, der Ihnen schon andere Versicherungssparten abdeckt. Am besten ist es natürlich, gleich einen Spezialisten, also einen Versicherer zu wählen, der sonst keine anderen Sparten anbietet. Denn ein Versicherer, der viele Sparten anbietet, wird in der Rechtsschutzversicherung Streitfälle gegen sich selbst ausschließen. Das kann sich bei einem Streit über einen Schadensfall fatal auswirken – bzw. auch bei einem Zusammentreffen von Haftpflicht- und Rechtsschutzversicherung (wenn z.B. bei einem Autounfall der Gegner seine Haftpflichtversicherung beim gleichen Unternehmen abgeschlossen hat, wie Sie Ihre Rechtsschutzversicherung). Da dann das gleiche Unternehmen sowohl das Prozesskostenrisiko über die Rechtsschutz- als auch das Schadenersatzrisiko über die Haftpflichtversicherung zu tragen hat, liegt hier ein klarer Interessenskonflikt vor. Bei Kleinschäden ist das wohl kaum ein Thema, aber bei einem Großschaden ist das unter Umständen doppelt bitter.

5. Lebensversicherung

Sie haben für die Einrichtung der Ordination bzw. für die Ablöse einer bestehenden einen Kredit aufgenommen? Dann fordert die Bank als Kreditgeber in der Regel eine Lebensversicherung für den Fall, dass Ihnen etwas zustößt. Es kommt immer wieder vor, dass ein übereifriger Bankangestellter versucht, Ihnen eine monatlich mehrere hundert Euro teure Ab- und Erlebensversicherung (also eine Versicherung mit Sparanteil) einzureden. Lassen Sie sich nicht ins Bockshorn jagen, es reicht auch eine simple Ablebens(Risiko-)-Versicherung, die nur einen Bruchteil kostet. So hat die Bank ihre Sicherheit und Sie selbst die Möglichkeit, sich jene Veranlagung Ihres Ersparten auszusuchen, die Ihren Intentionen am meisten entgegenkommt. Da die Bank die abgeschlossene Lebensversicherung nämlich zu ihren Gunsten vinkuliert (das heißt, die Versicherung nicht ohne deren Einverständnis ausbezahlt werden darf), hätte die Bank bei einer Ab- und Erlebensversicherung auch gleich Zugriff auf Ihre Ersparnisse, die Sie in der Versicherung „geparkt" haben. Das freut zwar die Bank, aber Sie wollen das höchstwahrscheinlich nicht!

Was nun die Ablebensversicherung anlangt, sind in der Regel deutsche Versicherer deutlich günstiger als österreichische Anbieter. Eine Versicherungsmaklerin/ein Versicherungsmakler hilft Ihnen hier, die günstige Lösung zu finden. Die Versicherungsbedingungen in Deutschland sind den österreichischen sehr ähnlich und auch die Versicherungsaufsicht ähnlich streng. Von fremdsprachigen Polizzen würde ich – nicht nur aufgrund der sprachlichen Barriere – abraten.

Zusätzlich haben Sie noch die Möglichkeit, die Prämie weiter zu reduzieren, indem Sie die Risikoversicherung mit fallender Versicherungssumme abschließen.

Diese reduziert sich – wenn richtig abgeschlossen – dann laufend auf die noch ausstehende Restschuld. Bedenken Sie dabei, dass die Restschuld nicht linear fällt, sondern in den ersten Jahren hauptsächlich die Zinsen bedient werden. Entsprechende Berechnungen bieten die Versicherer.

6. Krankenversicherung

Selbständig tätige Ärztinnen und Ärzte haben zwar eine Versicherungspflicht, zählen aber zu den privilegierten Berufsgruppen, die zwischen der gesetzlichen Krankenversicherung (mit eventueller Erweiterung auf Sonderklasse bei einem privaten Versicherungsunternehmen oder mittels Zuzahlung bei der SVS) und der rein privaten Krankenversicherung („opting out“) wählen können. Letztere wird über die Ärztekammer angeboten. Welche Variante für Sie die günstigere ist, sollten Sie mit Ihrer Steuerberaterin/Ihrem Steuerberater besprechen.

Dies sind nun jene Versicherungen, die die Ärztin/der Arzt auf jeden Fall abschließen sollte, im Fall der Betriebs- und der Lebensversicherung unter Umständen sogar muss, weil die Bank als Kreditgeber darauf besteht. Einige weitere Versicherungen wären – sofern die Praxis entsprechend gut läuft – zumindest empfehlenswert. Hierunter fallen die nachfolgend genannten.

7. Unfallversicherung

Diese ist zwar eher den privaten Versicherungen zuzurechnen, einzelne Versicherer bieten aber eine spezielle Ärzteunfallversicherung an, die eine deutlich verbesserte Gliedertaxe aufweist. Die Gliedertaxe regelt, wie hoch die Invalidität bei Verlust oder völliger Funktionsunfähigkeit von Gliedmaßen, Organen oder Sinnen ist. Da diese von Versicherer zu Versicherer unterschiedlich ist und auch die Prämien oft deutlich differieren, sollte hier ein unabhängiger Fachmann bzw. eine unabhängige Fachfrau zu Rate gezogen werden.

Hauptaugenmerk sollte auf die Versicherungssumme für dauernde Invalidität und hier auch auf die Leistungen bei teilweiser Invalidität gelegt werden. Diese unterscheiden sich bei den einzelnen Anbietern oft sehr deutlich. Erweiterungen auf Unfallrente, Tag- oder Spitalgeld sind verhältnismäßig teuer und sollten tunlichst vermieden werden.

8. Berufsunfähigkeitsversicherung

Von „Vater Staat" leider nicht als betriebliche, sondern als private Vorsorge eingestuft und daher nicht steuerlich nutzbar, deckt diese Versicherungssparte doch ein ernstzunehmendes Berufsrisiko ab: nämlich – im Gegensatz zur BUfT, die temporäre Arbeitsunfähigkeit abdeckt – das Risiko der dauernden (mindestens sechsmonatigen) Berufsunfähigkeit. Wobei hier dem Wort „Berufsunfähigkeit" besondere Bedeutung zukommt. Der Versicherer kann im Fall des Falles nämlich nicht von Ihnen verlangen, als Portier oder in einer ähnlich anspruchslosen Tätigkeit weiter zu arbeiten, sondern hat die vereinbarte Leistung zu erbringen, wenn Sie in Ihrem Beruf als Hausärztin/Hausarzt weniger als 50 % der Leistung einer gesunden Ärztin/eines gesunden Arztes erbringen können. Ein typischer Fall ist z.B. ein Burnout-Syndrom.

Die Leistung des Versicherers wird in Form der im Versicherungsvertrag vereinbarten monatlichen Rente und für die vereinbarte Dauer (meist bis zum 65. Lebensjahr) erbracht. Auch hier sind in der Regel die deutschen Versicherer günstiger und sollten bei einem Preis-Leistungs-Vergleich mit einbezogen werden.

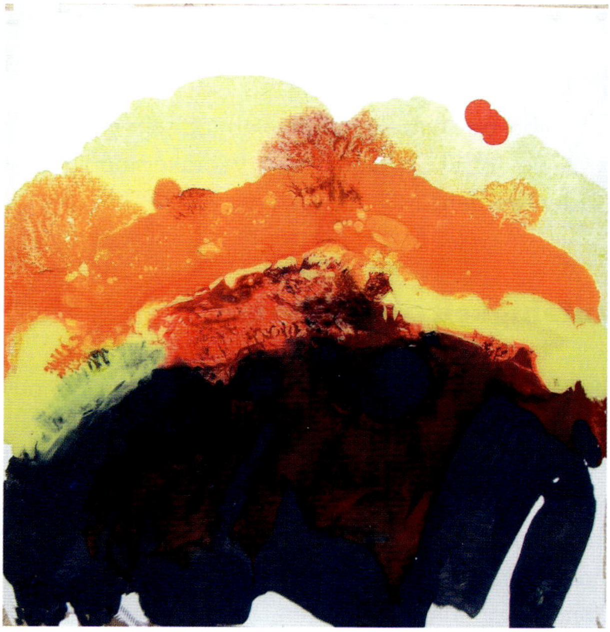

Uta Langer

„Earthquake“, 2013
Acrylfarben und Acrylglas auf Leinwand
100 x 100 cm

Marketing

Christoph Seidl
Marketing für Ärztinnen und Ärzte

Marketing für Ärztinnen und Ärzte

Christoph Seidl

1. Warum sollten sich Ärztinnen und Ärzte Gedanken über Marketing machen?

Es gibt einige gute Gründe für Marketingaktivitäten:

- Sie möchten neue Produkte & Dienstleistungen bekannt(er) machen.
- Sie wollen mit bestehenden oder neuen Zielgruppen (= Menschen, die sich für Ihre Produkte & Leistungen interessieren könnten) in Kontakt treten.
- Sie wollen/müssen auf Kommunikationsaktivitäten des Mitbewerbs reagieren.
- Sie erhalten ein Angebot für eine Werbeschaltung (= nur selten ein guter Grund).

In jedem Fall sollten Sie bedenken, dass Marketing auch Investment benötigt – nicht nur in Geld (= Budget für Werbeplatzierungen), sondern auch in Zeit – also die eigene Zeit, aber auch die Zeit von anderen (= Menschen & Unternehmen, die Sie bei Marketingaktivitäten begleiten und unterstützen).

Um diese Investments von Zeit und Geld auch gezielt und effizient einzusetzen, sollten Sie Ihre Marketingaktivitäten gut planen. Denn schnell mal ein Angebot für eine Werbeschaltung zu nutzen, ohne eine Marketingstrategie als Fundament zu haben, ist selten von Erfolg gekrönt.

2. Wie starten Sie am besten Ihre Marketingaktivitäten?

Am Beginn jeder Marketingplanung sollte die Ist-Analyse stehen. Dieser erste Step muss dabei auch gar nicht komplex und umfassend gestaltet werden, hier geht es v.a. darum, einen Blick darauf zu werfen, welche Leistungen Sie aktuell anbieten, welche Präsenzen schon vorhanden sind und welche Marketingaktivitäten in der Vergangenheit schon gesetzt wurden. Im Falle von Ärztinnen und Ärzten betrifft dies z.B. die eigene Ordination, die Website, Präsenzen in Ärztesuchmaschinen und auf Bewertungsplattformen, wissenschaftliche Artikel in Fachmedien, Videoinhalte, Podcast-Interviews etc.

Auf Basis dieser Analyse sind dann im nächsten Schritt die Ziele (= was möchten Sie kurz- und langfristig erreichen?) und die Zielgruppen (= wen möchten Sie kurz- und langfristig erreichen?) zu definieren.

Ziele können z.B. die Steigerung der Bekanntheit der Ordination, der Anzahl der Patientinnen und Patienten, der Höhe des Jahresumsatzes, eine jährliche Gewinnsteigerung oder die Veränderung des eigenen „Dienstleistungsmix" (z.B. aufgrund einer neuen speziellen Aus- und Weiterbildung) sein. Aber auch Kostenziele können Marketingziele sein, denn durch bessere Information der Patientinnen und Patienten und gezieltere Kommunikationsmaßnahmen können z.B. die Prozesse in der Ordination optimiert und damit ein Kosteneinsparungspotential genutzt werden.

Ziele sind notwendig, hilfreich und wichtig, um den eigenen (Erfolgs-)Weg zu definieren, sie müssen aber nicht (immer) zwingend erreicht werden.
Bei allen Zielen ist es wichtig, diese auch messen und evaluieren zu können: Haben Sie Ihre gesetzten Ziele erreicht? Warum habe Sie diese (nicht) erreicht? Haben Sie sich Ihre Ziele zu hoch/zu niedrig angesetzt?

Auf Basis der Ziele sollten Sie im nächsten Schritt über Ihre Positionierung und Ihre Zielgruppen nachdenken – d.h., wen möchten Sie mit Ihren Leistungen und Angeboten erreichen?

Ihre Zielgruppe(n) können Sie nach soziodemografischen Kriterien wie Wohnort, Alter, Geschlecht definieren oder auch an Ihrer Positionierung ausrichten, also welchen Bedarf und welche Wünsche wollen (und können) Sie für bestimmte Zielgruppen erfüllen (= für welches Patientensegment sind Sie relevant), wollen Sie sich „generalistisch" oder „spezialisiert" am Markt positionieren oder möchten Sie spezielle Patientensegmente mit Serviceangeboten wie Hausbesuche, längere Öffnungszeiten oder Beratungsgespräche per Video-Call ansprechen.

In diesem Zusammenhang sollten Sie auch über Ihren gewünschten „Mix" aus Kundenbindung und Kundengewinnung nachdenken. Also setzen Sie Ihren Fokus darauf, Ihre bestehenden Patientinnen und Patienten zu halten (= Kundenbindung) oder neue Patientinnen und Patienten bzw. Patientenzielgruppen (mit neuen Angeboten) zu gewinnen (= (Neu)Kundengewinnung)?

Nach Zielen, Zielgruppe und Positionierung stellt sich dann die Frage, mit welchen Inhalten Sie die gewünschte(n) Zielgruppen ansprechen möchten. Hier ist zu unterscheiden, welche Inhalte als wichtige bzw. zwingende Information für Ihre Patientinnen und Patienten notwendig sind (Öffnungszeiten, Erreichbarkeit, Kontaktdaten, rechtliche Informationen, ...) und mit welchen Informationen und Inhalten Sie sich bei Ihren Patientinnen und Patienten „positionieren" wollen („Marketinginhalte"). Neben Ihren fachlichen, sozialen und kommunikativen Kompetenzen können Sie nämlich auch mit passenden Inhalten bei Patientinnen und Patienten „punkten" und damit aktives „Content-Marketing" betreiben.

3. Content-Marketing

Die Aussage „content is king" hat durchaus ihre Berechtigung, aber es geht nicht nur um die richtigen Inhalte, sondern auch um die Distribution dieser Inhalte an die passenden Zielgruppen. Patientinnen und Patienten interessieren sich nur selten für die gesamte Bandbreite der Medizin, sondern in erster Linie für ihr aktuelles medizinisches Problem, ihre Krankheit oder bestimmte Bereiche der Gesundheitsvorsorge.

Konzentrieren Sie sich in jedem Fall auf Ihre Spezialgebiete und Themen, für die Sie von Patientinnen und Patienten besonders geschätzt werden und die persönlichen Touch haben – wie eine Videovorstellung von Ihnen und Ihrem Team, ein Rundgang durch Ihre Ordination, saisonale Tipps – wie z.B. in der Sommerzeit: „Was mache ich gegen Sonnenbrand?" oder vor der Erkältungszeit im Winter: „Was hilft bei Heiserkeit?" Ein Tipp zur Videoproduktion: Für aktuelle Informationen sind keine aufwendigen und kostenintensiven Videoproduktionen notwendig, dafür ist auch ein Smartphonevideo komplett ausreichend und authentischer als ein „aalglattes" Video im TV-Studiodesign. Nutzen Sie für allgemeine Informationen und Inhalte auch bestehende Gesundheitsmedien, auf die Sie z.B. auf Ihrer Website verlinken können. Denn Content zu allgemeinen Themen steht mittlerweile schon breitgefächert zur Verfügung – egal, ob digital (Website, Social Media, Newsletter, ...), Print (Lifestyle- und Gesundheitsmagazine), Audio (z.B. Podcasts) oder in Form von „Bewegtbild" (von TV bis Youtube). Hierfür eigene Inhalte zu produzieren, rechnet sich also nur selten.

Sie können also auf gute Inhalte in allen ihren eigenen Mediakanälen verlinken und damit Ihren Patientinnen und Patienten einen Nutzen bieten, ohne selbst die Produktions- und Kreationskosten tragen zu müssen. Denn auch „kuratierter" Content kann „guter" Content sein. Aber bitte diese Inhalte nur verlinken und nicht kopieren. „Copy-and-Paste" ist rechtlich nicht erlaubt und schadet neben möglichen rechtlichen Konsequenzen auch Ihrem Image.

Wichtig ist, alle Inhalte (eigene Inhalte + Links zu bestehenden Inhalten) zu sammeln und so einen „Content-Pool" für alle eigenen Kommunikationskanäle (Website, Social Media, Newsletter, ...) aufzubauen. Hilfreich kann in diesem Zusammenhang auch ein Content- und Redaktionsplan sein, um die zeitliche Verbreitung der Inhalte auf die einzelnen Kanäle zu definieren. Aufpassen sollte man aber, dass diverse Pläne nicht mehr Zeit beanspruchen als sie tatsächlich bringen. Hier ein sinnvolles Maß an Planung, Struktur und pragmatischer Herangehensweise zu finden, ist der Schlüssel zum „Content-Planungserfolg".

Bei jedem Content, den Sie auf Ihren Kommunikationskanälen anbieten, gilt es abzuwägen, welche Inhalte für Ihre Zielgruppe(n) interessant und relevant sind und mit welchen Inhalten Sie auch tatsächlich Ihre Ziele erreichen – dies kann (und sollte sich) decken, muss aber nicht so sein. Und auch wenn im Fokus natürlich die Gesundheit Ihrer Patientinnen und Patienten und nicht Ihr „Eigenmarketing" stehen sollte: Eine gute, gezielte und relevante Information Ihrer Patientinnen und Patienten trägt auch zu deren Gesundheit bei – und gesunde Patientinnen und Patienten sind auch zufriedener und damit auch Ihnen und Ihrer Ordination „treuer" verbunden.

4. Ihre Corporate Identity

Ohne ins Detail zu gehen, sollen hier nur ein paar allgemeine Informationen zu Ihrer „Corporate Identity" gegeben werden. Logo, Farben und Design sind wichtige Teile Ihres Markenauftritts und Ihrer Kommunikation. Beschäftigen Sie sich aber nicht zu detailliert damit. Ihre „Corporate Identity" soll natürlich zu Ihnen passen, aber viel wesentlicher als sich in grafischen Details zu verlieren ist es, diese „Corporate Identity" auf allen Kanälen komplett durchziehen – von Visitenkarten, über Website und Social-Media-Auftritte bis zum Design Ihrer Ordination. Und Ihre Corporate Identity besteht nicht nur aus visuellen Elementen, auch Musik im Wartezimmer oder Düfte in der Ordination tragen zu Ihrem Gesamtauftritt bei.

5. Vor, während und nach dem Besuch Ihrer Ordination

Einen Arztbesuch als Erlebnis darzustellen, ist vielleicht etwas übertrieben, aber bezüglich des Prozesses unterscheidet sich ein Arztbesuch nicht von einem Musikevent, einer Tennisstunde oder einer Shoppingtour. Es gibt die Zeit vor dem „Erlebnis" – im Falle des Arztbesuches also die Recherche und Auswahl der passenden Ordination, die Terminvereinbarung, der Weg in die Ordination –, die Zeit des Erlebnisses, also die Zeit in der Ordination (bei der Anmeldung und im Wartezimmer) und im Behandlungsraum (bei der Beratung und Behandlung), und die Zeit danach (mit welchem Gefühl verlasse ich die Ordination und wie denke ich über den Arztbesuch nach ein paar Wochen, wenn mich andere Menschen nach meinen Erfahrungen fragen und vielleicht eine Empfehlung für Ärztinnen und Ärzte benötigen).

Am Tag des Ordinationsbesuches beginnen Wahrnehmung und Beurteilung Ihrer Dienstleistung nicht erst im Behandlungsraum, sondern schon vor der Haustüre Ihrer Ordination. Gerade für neue Patientinnen und Patienten ist ein erster guter und professioneller Eindruck (noch vor jeder medizinischen Beratung und Behandlung), der schon zum Vertrauen und „Wohlfühlen" beitragen kann, eine wichtige Basis für die weitere Beurteilung Ihrer Dienstleistung.
Wichtige Elemente am Weg zu Ihrer Ordination – so banal dies vielleicht klin-

gen mag – sind ein Ordinationsschild (mit allen verpflichtend notwendigen Informationen) vor der Haustür, eine gut sichtbare Glocke auf der Sprechanlage, ein Wegweiser zur Ordination im Haus und ein Türschild vor dem Eingang.

Beim Eintritt in die Ordination sollten die Patientinnen und Patienten dann auch gleich die Anmeldung in ihren Blick bekommen und nicht durch unzählige Plakate und Informationen abgelenkt werden. Planen Sie also schon bei der Architektur und dem Design Ihrer Ordination „Werbeflächen" ein, die sichtbar, aber nicht störend sind. Und denken Sie daran: Weniger ist mehr. Konzentrieren Sie sich auf die aktuellen (saisonalen) Informationen, die Sie vermitteln wollen, und platzieren Sie für möglichst alle Patientinnen und Patienten relevante Plakate. Eine gute Option, um wichtige Informationen und Inhalte an Patientinnen und Patienten innerhalb der Ordination zu transportieren, sind auch digitale Screens – im Wartezimmer und vor der Anmeldung (sollte es dort öfters Wartezeiten geben). Professionelle Screen-Vermarkter bieten Komplettpakete, die neben der Installation des Digital-Signage-Screens auch die Content-Integration mit Ihren eigenen Informationen, externem regionalen Content (z.B. Wetter), medizinischem Content und Werbeschaltungen von relevanten Werbekunden beinhalten.

Fühlen sich die Patientinnen und Patienten in Ihrer Ordination wohl? Ein Arztbesuch ist oft auch mit negativen Gefühlen und Ängsten verbunden, da hilft es, wenn in der Ordination ein gutes Klima herrscht. Dies lässt sich mit freundlichen Farben, viel Licht, sanfter Musik und beruhigenden Düften gut realisieren. Längere Wartezeiten sind nicht immer zu vermeiden, aber ein gutes Terminmanagement und die offene Kommunikation bezüglich der Dauer der Wartezeit verhindern oder verbessern schlechte Gefühle vor der tatsächlichen medizinischen Beratung und Behandlung.

Im Behandlungsraum zählt dann nicht nur Ihr fachliches und ärztliches Wissen, sondern auch die Art der Kommunikation mit Ihren Patientinnen und Patienten. Dieser „Prozessschritt" ist natürlich der wesentlichste für die Patientinnen und Patienten, aber wenn die Zeit davor in der Ordination eine „gute" war, hilft dies auch während der medizinischen Beratung und Behandlung.

Am Ende des Ordinationsbesuches steht dann auch noch das Verlassen der Ordination – also Themen wie Übergabe des Rezeptes oder die Vereinbarung eines neuen Termins. Auch diesem Prozessschritt sollte volle Aufmerksamkeit gewährt werden, da hier ein bis dahin gutes „Ordinationsbesuchserlebnis" am Ende auch etwas getrübt werden kann – und dies gilt es natürlich zu verhindern, damit die Patientinnen und Patienten auch beim nächsten Mal wieder gerne die Ordination besuchen wollen – soweit dies bei einer Dienstleistung rund um Krankheiten halt möglich ist. Diesen Prozess des „Vorher-Während-Nachher" sollten Sie jedenfalls analysieren und mögliche Verbesserungen in jedem Prozessschritt angehen.

6. Sind Sie schon eine Marke? Ihre Person als „Personal Brand" (= Personenmarke) aufbauen

Bei Produkten ist es üblich, eine Marke zu führen und zu pflegen. Wir alle kaufen Produkte (auch) nach ihrer Marke. Erfolgreiche und wertvolle Marken benötigen zwar einiges an Investment (von Zeit und Budget), aber sind langfristig ein wichtiges Asset für den Erfolg. Eine Marke wird immer mit bestimmten Vorstellungen in Verbindung gebracht und bildet oft die Basis für den Kauf des Produktes. Erfolgreiche Marken haben eine einzigartige Positionierung und eine Unterscheidbarkeit zu anderen Marken. Und damit lässt sich auch ein entsprechender Preis für das Produkt verlangen.

Bei Dienstleistungen stehen Personen im Vordergrund, die diese Dienstleistung anbieten. Auch Ihre ärztlichen Leistungen werden anhand Ihrer Personenmarke, aber auch den Personenmarken Ihrer Teammitglieder beurteilt. Diese Personenmarke setzt sich aus Ihrer Kompetenz, Ihrem Wissen und Ihrer Persönlichkeit (mit allen Ihren sozialen und kommunikativen Stärken und Schwächen) zusammen. Daher macht es auch Sinn, sich mit Ihrer eigenen Personenmarke systematisch und strukturiert zu beschäftigen.

Diesen „Personal-Branding-Prozess" können Sie mit sich selbst, mit Menschen aus Ihrem Umfeld und/oder auch mit professioneller Beratung und Begleitung durchführen – über Ihre Personal Brand nachzudenken, ist aber in jedem Fall ratsam.

7. Welche Mediakanäle sollten Sie für Ihre Kommunikationsmaßnahmen einsetzen?

Sie müssen und sollten nicht das gesamte „Orchester der Mediakanäle" bespielen – dies macht weder Sinn noch ist dies mit einem vernünftigen Ausmaß an Ressourcen (Zeit und Budget) machbar. Auf ein paar ausgewählte Mediakanäle, die für Ärztinnen und Ärzte relevant und wichtig sind, sollten Sie aber einen Blick werfen. Die folgenden Mediakanäle können natürlich nur im Überblick und allgemein betrachtet werden – im konkreten Fall ist bei der Erarbeitung und Optimierung Ihrer Marketingstrategie/-planung eine genauere Betrachtung Ihrer individuellen Situation und der dafür passenden Mediakanäle notwendig.

7.1. Website

Eine digitale Präsenz mit einer Website ist für Ärztinnen und Ärzte ein mittlerweile schon zwingend notwendiger Kanal. Wesentliche Inhalte sind dabei:

- Die Ordination: Adresse, Öffnungszeiten, Erreichbarkeit (Anfahrtsplan, öffentliche Verkehrsmittel, Auto, Parkmöglichkeiten, ...), Kontaktdaten (für Terminvereinbarung, telefonische Beratung, Erreichbarkeit außerhalb der Ordinationszeiten), Krankenversicherungsträger, Fotos (um einen ersten Eindruck von Ordination, Warteraum, Behandlungszimmer usw. zu erhalten)
- Das Ordinationsteam: Stellen Sie Ihr Team und die einzelnen Teammitglieder vor. Dies am besten übersichtlich mit Foto, Name, Funktion und Aufgaben, Kenntnissen, Kontaktdaten und – wenn es zu Ihrer Positionierung passt – auch mit ein paar persönlichen Infos zu den Personen, wie z.B. ein individuelles Motto, Hobbys, das liebste Reiseziel oder der Lieblingsplatz in der örtlichen Umgebung. Dies stellt auch die Menschen hinter den beruflichen Positionen dar. Eine persönlichere Darstellung Ihres Ordinationsteams muss aber natürlich für alle im Team auch in Ordnung gehen.
- Aktuelle Informationen: Urlaub (inkl. Urlaubsvertretungen), saisonale Neuigkeiten und Aktionen (z.B. zu Impfungen), ...
- Inhalte rund um Gesundheit und Krankheit: allgemeine Informationen zu wichtigen Themengebieten, medizinische Fachbegriffe usw. Und wenn Sie eigene Youtube-Videos haben, können Sie diese meist recht einfach in Ihre Website integrieren und damit auch die Zugriffe auf die Youtube-Videos steigern.

Wichtig sind ein klarer Aufbau und ein übersichtliches Design, das zu Architektur und Einrichtung in der Ordination passt und auch das Ordinationsteam authentisch repräsentiert. Ihre Website muss das „Erlebnis" in Ihrer Ordination widerspiegeln – und umgekehrt. Dies schafft ein „rundes" Bild für Ihre Patientinnen und Patienten, um die Erwartungen an den Ordinationsbesuch passend zu gestalten. Eine gute Navigation, die wichtige Informationen rasch sichtbar macht, ist dabei wesentlicher als aufwendige grafische Layouts oder Funktionalitäten. Zusätzliche Services wie z.B. digitale Terminvereinbarung oder Vorbestellung von Rezepten können die Prozesse in der Ordination optimieren und auch außerhalb der Öffnungszeiten einen Nutzen für Ihre Patientinnen und Patienten bringen. Da die Internetnutzung sich immer mehr auf das Smartphone verlagert, sollten Sie unbedingt die mobile Darstellung ihrer Website „im Auge haben". Hier gibt es auch die Möglichkeit, die Funktionalitäten und Informationen auf der mobilen Version der Website zu reduzieren und sich auf die Kerninhalte/-informationen und v.a. auf die Lesbarkeit der Inhalte (Schriftgröße, Farben, Helligkeit, Kontraste, …) zu konzentrieren.

7.2. Suchmaschinen

Hier sind allgemeine Suchmaschinen wie z.B. Google von speziellen Ärztesuchplattformen zu unterscheiden. Eine gute Präsenz in beiden Bereichen ist essentiell, um neue Patientinnen und Patienten zu gewinnen, aber auch bestehenden Patientinnen und Patienten die wesentlichen Informationen zu liefern – falls diese die genaue Website-URL Ihrer Ordination nicht kennen. Um ein gutes Ranking bei der Suche zu erreichen, können Sie einerseits an Ihrer Suchmaschinenoptimierung arbeiten – d.h., Sie erscheinen bei relevanten Suchbegriffen weit oben – oder Sie „kaufen" sich die gute Positionierung mit bezahlten Suchanzeigen (Suchmaschinenwerbung). Beide Optionen können auch in Kombination zielführend sein.

Die Suchmaschinenoptimierung müssen Sie jedenfalls längerfristig denken und kontinuierlich mit guten und (suchbegriff-)relevanten Inhalten aufbauen. Mit Suchmaschinenwerbung lässt sich bei entsprechendem Budgeteinsatz recht rasch eine gute Positionierung erreichen, hier ist die gezielte Ausrichtung Ihrer Suchanzeigen (= bei welchen Suchanfragen soll Ihre Ordination in den Suchergebnissen erscheinen) ein wesentlicher Erfolgsfaktor. Setzen Sie die Aussteuerung also regional und thematisch nicht zu breit an, sondern fokussieren Sie sich auf Ihre gewünschte Zielgruppe – z.B. Definition eines km-Umkreis rund um Ihre Ordination und Konzentration auf spezielle Fachgebiete oder Serviceangebote (z.B. Hausbesuche, längere Öffnungszeiten, ...). Somit schonen Sie Ihr Budget und können Ihre Werbekampagnen gezielt einsetzen.

Unbedingt anlegen sollten Sie sich eine „Google Business Page" – damit Sie mit allen Ihren Infos nicht nur in der Google-Suche, sondern auch auf Google Maps erscheinen und Sie von bestehenden und neuen Patientinnen und Patienten rasch und einfach gefunden werden können.

7.3. Newsletter

In Zeiten von immer wieder neuen digitalen Kanälen und Communities treten Newsletter oft in den Hintergrund. Sie sind aber weiterhin ein wichtiger Kanal, um direkte Informationen an Interessierte (= Newsletter-Abonnentinnen/-Abonnenten) zu verbreiten. Und die Daten und Feedbacks, die Sie mit einem Newsletter-Versand generieren können, sind eine gute Informations- und Datenbasis für die Zukunft. Mit einem Newsletter-Opt-In – also dem rechtlichen Okay für die Zusendung des Newsletters – sammeln Sie DSGVO-konforme Daten Ihrer Patientinnen und Patienten, aber auch von interessierten Userinnen und Usern, die zukünftig möglicherweise Ihre Patientinnen/Patienten werden oder an Ihren digitalen Services oder Beratungsleistungen interessiert sein könnten.

Natürlich macht ein Newsletter-Versand nur dann Sinn, wenn Sie auch regelmäßig etwas zu erzählen haben. Allerdings ist regelmäßig auch jedes Quartal oder ein E-Mail zu besonderen Anlässen wie Weihnachten, Winteranfang oder zum Geburtstag Ihrer Patientinnen/Patienten. Eigene Daten von (potentiellen) Patientinnen/Patienten zu generieren, ist in jedem Fall wichtig.

7.4. Social Media

Die Fülle an Möglichkeiten, um auf Social-Media-Kanälen präsent zu sein, wächst kontinuierlich. Und damit wächst auch die Herausforderung, darüber zu entscheiden, auf welchen Social-Media-Kanälen (Communities) Sie in welcher Form präsent sein sollten. Privat haben Sie vielleicht einen Facebook-

Account, einen Instagram-Kanal, ein WhatsApp-Konto oder sind bei Youtube registriert. Sich privat mit Social-Media-Kanälen zu beschäftigen, ist gerade in der heutigen Zeit auch für den beruflichen Bereich wichtig.

Neben rascher Information bietet Social Media auch den einfachen Austausch mit Menschen, die man schon kennt, aber auch mit neuen Kontakten, die gemeinsame Kontakte oder ähnliche Interessen haben. Und diese Chancen von Social Media sollten Sie auch für Ihre beruflichen Ziele nutzen. Aber auf welchen Portalen ist es nun wichtig, präsent zu sein? Die größte Reichweite hat weiterhin Facebook, auch wenn jüngere Zielgruppen dort kaum mehr zu finden sind. Selbst Instagram ist schon im „Erwachsenenalter" angekommen und „matcht" sich bei Jugendlichen mittlerweile mit TikTok als primäre Social-Media-Plattform. Und es kommen auch immer wieder neue Communities und Plattformen dazu.

Im Business-Bereich hat sich über die letzten Jahre immer stärker LinkedIn durchgesetzt und XING als das „Nummer-1-Business-Netzwerk" abgelöst.
X (ehemals Twitter) bleibt zumindest im deutschsprachigen Raum eher auf geringem Niveau an Nutzerinnen/Nutzern, auch wenn dieses Portal bezüglich Aktualität und News-Potential eine führende Position hat.

Welche Social-Media-Communities für Ihre Ziele und Zielgruppen passend sind, ist anhand Ihrer individuellen Situation zu entscheiden, es gibt aber Tipps zur Auswahl der Communities, auf denen Sie (auch) beruflich präsent sein sollten:

- Nutzen Sie Communities, die Sie mögen und auf denen Sie sich wohlfühlen.
- Starten Sie mit nur einer Präsenz und setzen Sie dort Ihren Fokus.
- Wählen Sie die Community, auf der Ihre Zielgruppe ist – und dies muss aufgrund der Reichweite nicht zwingend Facebook oder Instagram sein.
- Wählen Sie die Community, auf der Sie Ihre Inhalte gut kommunizieren können – z.B. Fotos auf Instagram oder kreative Videos auf TikTok.
- Treten Sie verschiedenen Gruppen auf Social-Media-Communities bei, in denen Sie sich fachlich austauschen oder mit Ihrer Zielgruppe in Kontakt kommen können.
- Verwenden Sie die „Status-Funktion" auf WhatsApp, um rasch und einfach Inhalte und Botschaften an Ihr eigenes Kontaktnetzwerk zu verteilen.

- Sehen Sie sich auch Communities an, die Sie inspirieren können, auch wenn diese für Sie beruflich nicht relevant sind – wie z.B. Pinterest.
- Registrieren Sie sich auf LinkedIn, wenn Sie das noch nicht getan haben. Dort gibt es tolle Potentiale, um sich ein Netzwerk (auch) außerhalb Ihrer Branche aufzubauen.
- Nutzen Sie Communities auch für Werbung – denn dort lassen sich Zielgruppen (fast) punktgenau ansprechen, User-Interaktionen (Likes, Shares, Kommentare) auslösen und effizient Zugriffe auf Ihre eigene Website generieren.

Und was ist mit Youtube? Dieses Portal ist als Mischung aus Videoplattform, Suchmaschine und Social-Media-Community ein relevantes Portal, wenn Sie selbst Videos produzieren (wollen) oder per Youtube-Ads (über Google buchbar) zielgruppenfokussierte Kommunikation betreiben wollen. Beides ist mit entsprechendem Aufwand (Zeit und Budget) verbunden. Wenn Sie aber gerne selbst vor der Kamera stehen und Freude daran haben, Inhalte zu produzieren, dann setzen Sie auf Videokommunikation, denn damit können Sie sich als Expertin/Experte positionieren, mit Ihrer individuellen „uniquen" Persönlichkeit punkten und etwas zu Ihrer eigenen „Personal Brand" beitragen.

7.5. Externe Mediakanäle – von Inseraten bis TV-Auftritte

Macht es tatsächlich Sinn, als Ärztin/Arzt über Print-Kampagnen oder TV-Werbung nachzudenken? Na ja, es kommt darauf an. Darüber nachdenken sollten Sie in jedem Fall. Denn eine Präsenz in Medien wie Print (Zeitungen & Magazine), digitale Plattformen, Plakate, Direktmailings, TV oder Kino kann durchaus erfolgsversprechend sein.

Hier können einerseits Werbeschaltungen in regionalen Medien (z.B. Bezirkszeitungen, Plakate rund um Ihre Ordination, Regional-TV-Sender, Kinos im Umkreis, ...), Fachmedien (für Themen rund um Ihre fachlichen Spezialisierungen) oder Direktmarketingangebote (wie z.B. Postwürfe) interessant sein. Sie haben aber auch die Chance, mit Ihren Spezialisierungen in Medien redaktionell präsent zu sein – also PR (Public Relations = Öffentlichkeitsarbeit) zu betreiben. Wichtig ist in jedem Fall, dass Sie die genaue Zielgruppe der Medien kennen, um die „Sinnhaftigkeit" und „Relevanz" einer Präsenz beurteilen zu können.

Bei Werbeschaltungen geht es um die Beurteilung der Kosten, die Sie ein Kontakt mit einer Person (aus der Zielgruppe) kostet und wie viele dieser erreichten Personen (aus der Zielgruppe) tatsächlich Ihre Leistungen in Anspruch nehmen bzw. Ihre Ordination besuchen. Wenn diese Kosten geringer sind als Ihr prognostizierter Umsatz, rechnet sich die Schaltung. Sie können diese Präsenzen aber auch für Ihren Markenaufbau und Ihre Bekanntheit verwenden, d.h., um potentielle Zielgruppen überhaupt erst über Sie und Ihre Ordination zu informieren – und in einem zweiten Schritt dann auch zum Besuch Ihrer Ordination zu motivieren. In jedem Fall sind Werbemaßnahmen unter einem langfristigen Gesichtspunkt zu sehen und kurzfristige Erfolge nicht der Standardfall.

Und wie sieht es mit PR aus? Ist dies kostenlos? Auch wenn PR oft als „kostenlose Kommunikation" gesehen wird, sind diese Maßnahmen meist mit einigem Zeitinvestment (und damit auch Kosten) verbunden. Wichtig bei diesem Kommunikationskanal ist es, dass gute und passende Gelegenheiten für eine Präsenz genutzt werden. Die Pflege Ihres Kontaktnetzwerks und der Aufbau Ihrer „Personal Brand" als kompetente Expertin/kompetenter Experte in Ihrem Fachgebiet kann Ihnen Möglichkeiten für eine Präsenz in Medien schaffen.

7.6. Sponsoring

Um regionale und/oder thematische Präsenz und Positionierung zu erreichen, kann auch Sponsoring von Organisationen und Projekten in Sport, Kultur/Kunst, sozialen Bereichen, Nachhaltigkeit oder Wissenschaft einen Teil zu Ihrem Kommunikationserfolg beitragen. Wie bei Präsenzen auf externen Medien sollten Sie bei allen Sponsorings Ihre Zielgruppe im Auge haben. Sponsoring macht meist nur langfristig Sinn, wählen Sie daher ein Thema/Projekt und bleiben Sie länger dabei. Und eine gewisse Begeisterung für das Thema/Projekt hilft auch für den Erfolg dieser Marketingaktivität.

7.7. Events

Ob eine Eröffnungsfeier, Jubiläum, Fachvorträge oder andere Gelegenheiten – eine Veranstaltung bietet die Möglichkeit, mit Ihren Patientinnen/Patienten, aber auch anderen Stakeholdern wie Ärztekolleginnen/-kollegen, Kooperationspartnern/-partnerinnen, (regionalen) Multiplikatoren/Multiplikatorinnen, ... in Kontakt zu bleiben bzw. zu kommen (= neue Kontakte generieren). Der persönliche Austausch wird in Zeiten von digitalen Plattformen, Social-Media-Communities und Messenger-Diensten nämlich immer wichtiger – gerade bei so persönlichen Dienstleistungen, die Ärztinnen und Ärzte anbieten.

7.8. Marktforschung

Auch wenn Marktforschung eher selten als Marketing- und Mediakanal betrachtet wird, sind Umfragen eine gute Gelegenheit, um mit Ihren bestehenden Patientinnen und Patienten in gutem Kontakt zu bleiben und wertvolles Feedback zu erhalten. Versenden Sie z.B. ein paar Tage nach einem Ordinationsbesuch automatisiert einen kurzen Fragebogen per E-Mail an Ihre Patientinnen/Patienten, um die Zufriedenheit mit dem Ordinationsbesuch zu erfragen, Inputs für Verbesserungen zu erhalten, aber auch Interesse an deren Meinung zu zeigen und an den hoffentlich zufriedenstellenden Ordinationsbesuch zu erinnern.

8. Marketingaktivitäten – eine gesamtheitliche Betrachtung

Insgesamt betrachtet ist Marketing immer auch eine Unternehmensphilosophie. Und Ihre Marketingaktivitäten müssen zu Ihnen und Ihren Tätigkeiten passen. Kommunikationskanäle, mit denen Sie wenig anfangen können oder die Sie vielleicht sogar nerven, sollten Sie lieber aus Ihren Marketing- und Mediaplänen entfernen, denn diese Kanäle stehlen Ihnen nur Zeit (und Nerven) und bringen Ihnen dann nicht den gewünschten Output.

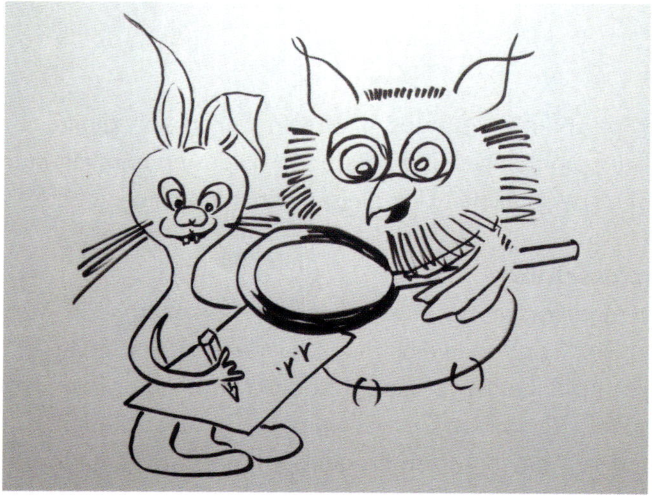

Ralph Gretzmacher

„DER Hase und DIE Eule", 2008
Acryl
58 x 25 cm

Das Team in der Praxis

Gudrun Tockner
Mitarbeiterinnen/Mitarbeiter finden und binden

Miriam Strauss
Meine Mitarbeiterinnen/Mitarbeiter und ich – wir sind ein Team

Lukas Stärker
Arbeitsrechtliche Aspekte

Mitarbeiterinnen/Mitarbeiter finden und binden

Gudrun Tockner

Ein wesentlicher, wenn nicht sogar der wesentlichste Faktor für eine gut funktionierende Ordination ist es, gute Mitarbeiterinnen und Mitarbeiter an der Seite zu haben. Dieser Beitrag beschreibt den Weg, wie entsprechender ein Recruiting-Prozess ablaufen kann – unabhängig von der Größe einer Ordination. Vier Bereiche sind dafür entscheidend:

1. Erstellung einer Stellenbeschreibung & der Rahmenbedingungen
2. Der Recruiting-Prozess: Erstellen der Jobanzeige, Starten der Suche nach Mitarbeiterinnen/Mitarbeitern
3. Bewerbungsgespräche, Arbeitsvertrag, Einstellung
4. Onboarding-Prozess, Bindung von Mitarbeiterinnen und Mitarbeitern

1. Erstellung einer Stellenbeschreibung & der Rahmenbedingungen

1.1. Stellenbeschreibung

Eine Stellenbeschreibung bildet die Basis für künftige Stellenausschreibungen und ist auch die Grundlage für Bewerbungsgespräche. Nachfolgend findet sich ein Beispiel für eine Stellenbeschreibung einer Ordinationsassistenz:

Stellenbezeichnung: Ordinationsassistenz
Vorgesetzte/r: Dr. XYZ
Stellvertretung: Dr. ABC, Kollegin
Kompetenzen: Überlegen Sie sich, was Ihre Mitarbeiterinnen/Mitarbeiter alleine entscheiden oder einkaufen dürfen. Legen Sie diese Regeln für sich selbst fest und schaffen damit Klarheit. So kann beispielsweise ein Wareneinkauf bis € 100,00 ohne Rücksprache selbständig vorgenommen werden.
Ziele der Stelle: Das Hauptziel der Stelle ist die Unterstützung der Ärztin/des Arztes in allen organisatorischen Belangen sowie die gute Betreuung von Patientinnen/Patienten und die Vorbereitung von Untersuchungen (z.B. EKG).

AUFGABENBEREICHE
Hauptaufgaben: • Begrüßung von Patientinnen/Patienten • Betreuung Telefon und E-Mail-Anfragen • Terminkoordination (Software) • Erste Ansprechperson für Zuweisungen/Labors • Professionelle Betreuung der Patientinnen/Patienten am Telefon und persönlich • Korrespondenz/Diktat • Abrechnung, Kassaführung
Nebenaufgaben: • Ablage • Einkauf Büromaterial • Betreuung, Wartung des Wartezimmers • Ansprechperson für Reinigungspersonal
Anforderungen: • Abgeschlossene Ausbildung zum/zur Ordinationsassistenten/Ordinationsassistentin • Überlegen Sie sich, ob auch Quereinsteigerinnen/Quereinsteiger für die Stelle in Frage kommen. • Idealerweise zumindest zwei bis vier Jahre Erfahrung als Ordinationsassistenz • MS-Office-Anwenderkenntnisse (Word, Excel) • Kaufmännische Grundkenntnisse • Fließend Deutsch, idealerweise Englisch • Interesse für Medizin
Persönlichkeit: • Vorausblickendes selbstständiges Arbeiten • Hohe Serviceorientierung, kommunikativ • Genauigkeit

1.2. Rahmenbedingungen

1.2.1. Dienstzeiten

Die Dienstzeiten richten sich nach den Ordinationsöffnungszeiten und werden durch Vorbereitungs- und Nachbereitungszeiten ergänzt. Mitarbeiterinnen/ Mitarbeiter bewerben sich heute nur noch dann, wenn Dienstzeiten machbar und attraktiv sind. Beispielsweise sind Nachmittags- und Abenddienste meist schwierig zu besetzen. Hier sind unterschiedliche Arbeitszeitmodelle anzudenken. Sinnvoll sind Ergänzungen mit Studentinnen/Studenten und älteren Dienstnehmerinnen/Dienstnehmern (Pension) anzudenken.

1.2.2. Gehaltsstruktur

Der Gehaltsrahmen für Mitarbeiterinnen/Mitarbeiter muss fair, angemessen und leistbar sein. Auf der Homepage der Ärztekammer für Wien findet man den aktuellen Kollektivvertrag: Ärzt*innen als Dienstgeber*innen (aekwien.at). Der Kollektivvertrag ist ein Richtwert und wird häufig überzahlt. Eine Recherche auf Jobportalen sowie Informationen aus dem eigenen Netzwerk ergeben einen aktuellen Überblick, welche Gehälter aktuell am Arbeitsmarkt gezahlt werden.

2. Der Recruiting-Prozess: Erstellen der Jobanzeige, Start der Suche nach Mitarbeiterinnen/Mitarbeitern

2.1. Stellenanzeige

Eine Stellenanzeige ist die Visitenkarte der Ordination am Arbeitsmarkt. Es ist also ratsam, diese sorgfältig zu gestalten und sich genau zu überlegen, was Sie und Ihre Ordination ausmacht und diese Besonderheiten zu beschreiben. Die meisten Jobportale bieten die Möglichkeit, Fotos upzuloaden. Fotos der Ordination oder vom bestehenden Team lockern die Darstellung auf. Falls Sie Fotos verwenden möchten, achten Sie immer darauf, dass Sie die Fotorechte dafür besitzen.

Beispiel für eine Einleitung:

*Wir sind eine moderne, gut eingeführte Ordination für XXX im Zentrum von XX. Kompetenz und professionelle Unterstützung sind für uns zentrale Werte. Als Teil unseres Teams sind Sie ein wichtiger Ansprechpartner für unsere Patient*innen und sorgen neben einem freundlichen Empfang für die medizinische ärztliche Assistenz und die reibungslose Abwicklung der administrativen Arbeit.*

Danach werden der Aufgabenbereich sowie die Anforderungen beschrieben, wie sie in der Stellenbeschreibung bereits erarbeitet wurden.
Am Ende des Inserats führen Sie das Gehalt und Ihr Angebot an.

Beispiel für Ihr Angebot:
Wir bieten:
- Gutes Arbeitsklima in einem motivierten und familiären Team
- Abwechslungsreiche Tätigkeit
- Aus- und Weiterbildungsmöglichkeiten bzw. auf Wunsch Unterstützung beim Lehrgang für Ordinationsassistenz
- Leistungsgerechte Bezahlung, Bezahlung Jahreskarte öffentliche Verkehrsmittel, Unterstützung Mittagstisch, Sonderkonditionen beim Einkauf usw.
- Dienstzeiten: z.B. Vier-Tage-Woche möglich, Wechseldienst (eine Woche Vormittag, eine Woche Nachmittag) usw.

Tipp:
Achten Sie darauf, nicht allzu lange Texte zu verwenden, da sich die meisten Bewerberinnen/Bewerber die Stellenanzeigen auf ihrem Mobiltelefon ansehen, und hier erweist sich zu viel Text als hinderlich.
Stellenanzeigen müssen Informationen zum Mindestentgelt enthalten und dem Gleichbehandlungsgebot entsprechen.

2.2. Suche nach Mitarbeiterinnen/Mitarbeitern starten

Um geeignete Bewerberinnen/Bewerber zu finden, ist es wichtig, die Suche breit anzulegen und verschiedene Kanäle zu nutzen.

Als Recruiting-Kanäle bieten sich an:
➡ **Persönliches Netzwerk:**
Verteilen der Stellenausschreibung im persönlichen Netzwerk, auf Social Media (eigenes FB/Instagram-Seite), LinkedIn, XING, Aushang in der eigenen Ordination sowie das Ausschreiben auf der Website. Auch ein Aushang in Institutionen in der Nähe der Ordination können zum Ziel führen (z.B. Kindergarten, Abendschule).

➡ Kostenlose Jobbörsen:

Schaltung der Anzeige auf der AMS-Seite sowie auf der Ärztekammerseite. Für Wien z.B. Ordinationsassistenzsuche (aekwien.at). Bewerberinnen/Bewerber, die auf Jobsuche sind, finden Sie in Wien auch in der Bewerberliste (aekwien.at). Auch andere Landesärztekammern verfügen über entsprechende Angebote.

➡ Allgemeine Jobbörsen:

Jobausschreibungen finden sich heute nur mehr online. Die Anzahl der Jobbörsen steigt täglich. Jede Jobbörse verspricht viele qualifizierte Bewerberinnen/Bewerber. Eine Recherche, auf welchen Jobbörsen Anzeigen für Ordinationsassistentinnen/-assistenten zu finden sind, ist wichtig, denn nur dann können Sie davon ausgehen, dass potentielle Bewerberinnen/Bewerber diese besuchen.

Die Preise für Schaltungen sind unterschiedlich hoch. Auf Rückfragen gibt es immer wieder Testabos oder andere Sonderkonditionen. Aktuelle, gut etablierte Jobbörsen für medizinische Berufe sind karriere.at, stepstone.at, medjobs.at.

➡ Kooperation mit Ausbildungsstätten:

Ebenfalls interessant ist es, eine Besetzung mit einer Quereinsteigerin/einem Quereinsteiger anzudenken. Hierfür ist es möglich, als Praktikumsordination zu fungieren. Dafür sind allerdings ausreichende Personalressourcen notwendig. Ausbildungsstätten für Ordinationshilfen zu kontaktieren und nach Absolventinnen/Absolventen zu fragen, kann durchaus auch Erfolg bringen.
Adressen in Wien:

- MedicSystems Schulungszentrum
- Schule für Medizinische Assistenzberufe am Campus Floridotower
- Schulungszentrum Dr. Kienbacher – Akademie für Gesundheitsberufe

Tipp:

Legen Sie die Suche so breit wie möglich an, um rasch Bewerbungen zu erhalten.

3. Bewerbungsgespräche, Einstellung, Arbeitsvertrag

3.1. Bewerbungsgespräch

Sobald Bewerbungen einlangen, ist es sehr wichtig, zeitnah zu reagieren. Ein Anruf schafft bereits einen ersten Eindruck und lässt eine grobe Einschätzung zu. Ein strukturierter Interviewleitfaden unterstützt eine neutrale Bewertung. Die Basis für ein Bewerbungsgespräch ist die Stellenbeschreibung. Diese ist wichtig, um der Kandidatin/dem Kandidaten den Aufgabenbereich ausführlich zu erklären. Es ist wesentlich, Bewerberinnen/Bewerbern ein realistisches Bild der Tätigkeiten zu zeichnen, um unangenehme Überraschungen zu vermeiden.

Beispiel für einen Interviewleitfaden:

Einstieg ins Gespräch:

1. Begrüßung

- Kurze Vorstellung von Ärztin und Ordination
- Kurzer Überblick über den Gesprächsablauf und das Ziel des Gespräches = persönliches Kennenlernen des Bewerbers
- Hinterfragen, warum sich die Person bei Ihnen beworben hat (Motivation)

2. Besprechung – Lebenslauf

- Besprechen bisheriger Ausbildungen, Tätigkeiten und Dienstgeber
- Wechselgründe hinterfragen
- Bei Unklarheiten nachfragen
- Zeugnisse/Referenzen abfragen

3. Fragenkatalog allgemein

- Klärung Hardfacts: Englisch/Softwarekenntnisse/medizinisches Know-how, zeitliche Verfügbarkeit
- Was ist Ihnen wichtig in der Zusammenarbeit?
- Was war der bisher größte Erfolg/Misserfolg, was haben Sie daraus gelernt?
- Haben sie schon negatives Feedback erhalten und hat es Ihnen im Nachhinein geholfen?
- Haben Sie schon im Team gearbeitet?
- Rückfragen der Bewerberin/des Bewerbers
- Zusammenfassen, was Ihnen wichtig ist in der Zusammenarbeit, z.B. Pünktlichkeit, Zuverlässigkeit, gute Kommunikation
  Zeigen Sie den Arbeitsplatz, erzählen Sie vom Team (falls vorhanden)

- Gehaltswunsch und Verfügbarkeit, Dienstzeiten abstimmen, sind Impfungen erforderlich
- Abschluss des Gespräches nächste Schritte, bis wann gibt es eine Entscheidung

3.2. Arbeitsrechtliche Rahmenbedingungen

Es ist wichtig, bei der Einstellung von Personal mit der Steuerberaterin/dem Steuerberater Rücksprache zu halten, um zu erfahren, welche Informationen diese/dieser für die Anmeldung einer Dienstnehmerin/eines Dienstnehmers benötigt. Auf der Seite der Ärztekammer für Wien finden Sie Vorlagen für Dienstverträge/Dienstzettel: Ärzt*innen als Dienstgeber*innen (aekwien.at). Alle arbeitsrechtlichen Rahmenbedingungen zu Mitarbeiterbeschäftigung finden sich unter: Ärzt*innen als Dienstgeber*innen (aekwien.at).

Nachdem die Entscheidung getroffen wurde, ist es wichtig, den Eintritt der neuen Mitarbeiterin/des neuen Mitarbeiters zu planen.

4. Onboarding-Prozess für Mitarbeiterinnen und Mitarbeiter

Ein gut strukturierter Einarbeitungsplan ist sehr wichtig, um das neue Teammitglied in die Ordination zu integrieren und langfristig zu halten.

Tipp:

Teilen Sie die Einarbeitung in sinnvolle Abschnitte und begrüßen Sie Ihre neue Mitarbeiterin bzw. Ihren neuen Mitarbeiter mit einer kleinen Aufmerksamkeit und einem Einarbeitungsplan:

- Kennenlernen, Einschulung EDV-System
- Einschulung auf medizinische Geräte
- Patientenkommunikation: z.B. melden am Telefon, persönliche Begrüßung
- Arbeitsschritte Patientenaufnahme etc.

Tipp:

Nehmen Sie sich in den ersten Tagen Zeit, um die Einarbeitungsschritte zu besprechen und um nachzufragen, ob alles passt. Auch das Überprüfen der erledigten Aufgaben ist wichtig, um zu erkennen, ob alles richtig verstanden wurde. Ein offizielles Ende der Einarbeitungsphase kann mit einem Mitarbeitergespräch beschlossen werden.

4.1. Mitarbeiterbindung & Mitarbeiterentwicklung

Zum Thema Mitarbeiterbindung finden sich in der Managementliteratur zahlreiche Bücher und Artikel. Der nachfolgende Katalog an Möglichkeiten der Mitarbeiterbindung deckt die wesentlichsten Aspekte ab, ist aber keinesfalls vollständig.

- Wertschätzende Kommunikation mit allen Mitarbeiterinnen und Mitarbeitern.
- Regelmäßige Gespräche über die Zusammenarbeit; Feedback, in dem auch die alltäglichen Sorgen von Mitarbeiterinnen/Mitarbeitern Platz finden (Vorschlag: 1 h pro Woche bzw. 1 x pro Monat für 2 h).
- Marktadäquates Gehalt (Erhöhungen automatisch und ohne Aufforderung durch die Mitarbeiterinnen und Mitarbeiter vornehmen).
- Prämien für Sonderleistungen – unerwartete Zahlungen haben einen hohen Motivationseffekt.
- Einbeziehen von Mitarbeiterinnen und Mitarbeitern bei Projekten, Meinungen einbeziehen.
- Teamevents planen (kleine Reisen, Weihnachtsfeiern, Geburtstage, kleine Wanderungen etc.).
- Investition in die Weiterbildung von Mitarbeiterinnen/Mitarbeitern (Sprachkurse, medizinische Fortbildungen, organisatorische Seminare) je nach Bedürfnis und Wunsch der Mitarbeiterinnen und Mitarbeiter.
- Engagement und Überstunden nicht als selbstverständlich voraussetzen.
- Offene Kommunikation, Rückhalt geben bei schwierigen Patienten/Patientinnen.
- Bedürfnisse von Mitarbeiterinnen/Mitarbeitern beachten (Urlaube, Änderungswünsche bei Arbeitszeiten usw.).
- Abstimmung mit der Steuerberaterin/dem Steuerberater, welche Sonderleistungen steuerlich begünstigt sind: z.B. Zuzahlung zu öffentlichen Verkehrsmitteln, Mittagstisch, Firmentelefon, Mitarbeiterausflüge, Weihnachtsfeiern, Aus-/Weiterbildungen). Ein Gehaltspaket schnüren, das neben dem Gehalt auch Sonderleistungen enthält.
- Dienstverträge enthalten standardmäßig einen Monat Kündigungsfrist, bei längerer Zugehörigkeit die Frist auf zwei Monate verlängern.

Meine Mitarbeiterinnen/Mitarbeiter und ich - wir sind ein Team

Miriam Strauss

Über unsere Beziehung zu unseren Patientinnen und Patienten machen wir uns meist viele Gedanken. Patientenkommunikation wird bereits während des Studiums gelehrt und geübt. Dass wir aber auch Kopf eines Teams sind und dieses Team ebenso mit unseren Patientinnen/Patienten und deren Angehörigen interagiert, bleibt oft ein (zu) wenig beachtetes Stiefkind sowohl bei der Planung als auch im täglichen Leben.

Team heißt gemeinsames, arbeitsteiliges Bewältigen des Praxisalltags.
Je besser und abgestimmter Sie als Team zusammenarbeiten, je stringenter die Arbeitsabläufe definiert sind, je wohlwollender und fröhlicher der Umgang der einzelnen Teammitglieder untereinander ist, desto kürzer sind die Wartezeiten, desto entspannter die Patientinnen und Patienten, desto angenehmer ist der Arbeitsalltag.

Was sind die Kriterien eines erfolgreichen Teams? Im Grunde sind es acht Merkmale, die ich hier im Einzelnen vorstellen möchte.

1. Wir-Gefühl

Ein starkes Wir-Gefühl kann man nicht verordnen, das muss man sich erarbeiten! Sorgen Sie dafür, dass es „unsere Ordi" und nicht „Ihre Ordi" ist. Hören Sie Ihren Mitarbeiterinnen und Mitarbeitern zu! Planen Sie regelmäßige Teamsitzungen, vielleicht sogar einen Teamtag pro Jahr. Sie sollten wissen, wie es im Warteraum zugeht. Mitarbeiterinnen und Mitarbeiter am Empfang bekommen oft den Unmut und die Ungeduld von Patientinnen und Patienten unangenehm zu spüren, im Arztzimmer werden Beschwerden viel seltener und mitigierter geäußert. Ihre Mitarbeiterinnen und Mitarbeiter sollen immer wissen, dass sie sich auf Rückendeckung durch Sie verlassen können.

Je besser das Team zusammengeschweißt ist, desto geringer ist die Fluktuation und Sie haben weniger Aufwand mit Rekrutierungen und Neueinschulungen.

2. Klare Ziele

Arbeiten Sie an einem gemeinsamen klaren Bild, wie Ihre Praxis im Idealfall aussehen soll. Die Ziele kommen von Ihnen, das Erreichen der Ziele sollte gemeinsam erarbeitet werden, der Weg dorthin sollte immer wieder hinterfragt werden, das Erreichen von Teilzielen gehört gefeiert!

- Wie wollen wir wahrgenommen werden?
- Welche Werte prägen unser tägliches Tun und Handeln?
- Wen wollen wir ansprechen?
- Welche Spielregeln haben wir untereinander?
- Welche Spielregeln streben wir gegenüber unseren Patientinnen/ Patienten an?
- Wie definieren wir unsere Abläufe?
- Wie können wir diese immer wieder verbessern?
- Wie gehen wir mit Fehlern um?

usw.

3. Partizipation

Beziehen Sie Ihre Mitarbeiterinnen und Mitarbeiter so oft und so viel wie möglich in Problemlösungen ein. Sie müssen nicht jeden Schritt vorgeben. Delegieren Sie, je nach Fähigkeit und Erfahrung Ihrer Mitarbeiterinnen und Mitarbeiter, die Gestaltung des Arbeitsalltags.

Sie geben die Rahmenbedingungen vor, die Details können durchaus vom Team entschieden werden. (Zum Austausch und zur Evaluierung gibt es ja Teammeetings, neue Ideen können probeweise einige Wochen angewendet werden, um dann zur Regel oder eben zu einem Irrtum zu werden.)

4. Positive und konstruktive Kommunikation

Respekt und Anerkennung sind des Menschen größtes Bedürfnis!
Daher: Es muss immer ein respektvoller Umgang untereinander vorherrschen, auch wenn es stressig ist. Wenn für Humor und Lachen gesorgt ist, dann werden auch kleine Hoppalas leichter toleriert.

Arbeiten wir daran, dass unser Herz weit wird, dann sind wir nicht so streng.
Positives Wahrnehmen und Ansprechen!
Negatives *nie* coram publico, *immer* unter vier Augen besprechen.
Sowohl für positives als auch für negatives Feedback eignet sich die „Gewaltfreie Kommunikation nach Rosenberg". Das funktioniert etwa so:

- Ansprechen wahrnehmbaren Verhaltens, Sachverhaltsdarstellung, *keine* Interpretation.
  Beispiel: Du bist letzte Woche dreimal fünf Minuten zu spät gekommen.
  Nicht: Du bist unpünktlich! Oder, noch schlimmer: Die Ordi ist dir ganz egal!
  Folge davon: Die Patienten/Patientinnen sind schon bis zum Halbstock gestanden. Oder: Das Telefon hat die ganze Zeit geläutet und niemand hat abgehoben.
- Bitte um Veränderung.
  Entweder selbst vorschlagen: Ich wünsche mir, dass du jeden Tag pünktlich kommst und wenn das ausnahmsweise nicht möglich ist, ruf bitte an oder schreibe zeitgerecht eine Nachricht in unsere WhatsApp-Gruppe.
  Oder gemeinsam an einer Lösung arbeiten: Was schlägst du vor, wie können wir das ändern?

Probleme sollten immer zeitgerecht angesprochen werden, am besten, wenn die Emotionen abgekühlt sind. Scheuen Sie sich nicht, wenn nötig, eine Mediation in Anspruch zu nehmen. Auch wenn es im Team über längere Zeit Missstimmung gibt, kann ein Teamcoaching in Erwägung gezogen werden.

Man muss nicht immer alles sofort ansprechen, wenn Streitigkeiten aber länger dauern, kosten sie viel Energie und oft auch Patienten/Patientinnen. Der externe Blick eines erfahrenen Coachs kann sich schnell bezahlt machen.

Noch ein Wort zu positiver und wertschätzender Kommunikation den Patientinnen/Patienten gegenüber:
Jeder Mensch, der an vorderster Front (= Empfang) mit Patientinnen/Patienten zu tun hat, sollte im Umgang mit ungehaltenen Patientinnen/Patienten geschult sein. Das erleichtert die Arbeit enorm und steigert die Zufriedenheit im Team. Wenn das Team das Gefühl hat, die Patientinnen/Patienten dürfen alles und es selbst wird im Regen stehengelassen, führt das schnell zu Unlust und großer Belastung.

5. Gemeinsame Rituale und Events

Gemeinsames Feiern von Erfolgen, gelegentlich miteinander essen gehen, der Geburtstagskuchen, der 1000. Patient, vielleicht einmal gemeinsam kochen oder ins Theater gehen, all das ist der Klebstoff eines Teams. Es soll und darf gemeinsam gelacht und gefeiert werden.

Ob Sie das mit oder ohne die jeweiligen Partnerinnen/Partner Ihrer Mitarbeiterinnen und Mitarbeiter machen, ist Geschmackssache.

6. Klare Rollenverteilung

So wie es klare Spielregeln geben sollte, sollten auch die Rollen klar verteilt werden. Wer ist wofür zuständig? Auch wenn alle alles können sollen, um sich gegebenenfalls vertreten zu können, ist es wichtig, für den Tag/die Woche klare Verantwortungen zu verteilen.

Verantwortung ist ein Gefühl, auch das kann man nicht verordnen. Verordnen kann man Zuständigkeiten. Und Verantwortungsgefühl entsteht am ehesten, wenn die eigene Rolle klar ist und man das dazu notwendige Pouvoir besitzt.

In diesem Zusammenhang einige Worte zu Praxisabläufen:
Eine wichtige Regel sollte sein, dass immer nur Wichtigeres Unwichtigeres unterbricht. So kann es beispielsweise extrem hilfreich sein, das Telefon vom

Empfang zu trennen. Rezeptwünsche können per E-Mail geäußert werden, Tonbänder können Rückrufwünsche speichern.
Auch diese Fragestellung sollte regelmäßig evaluiert werden.

7. Geteilte Verantwortung

Klare Rollen und Zuständigkeiten, aber geteilte Verantwortung – geht das? Muss gehen – man nennt das Zusammenarbeit, Kollaboration, Teamwork.

Dies zu fördern, ist eine wichtige Rolle Ihrer Leadershipfunktion.
Dies bedeutet aber auch, dass nicht jeder alles gleich gut können muss, sondern die Stärken der einzelnen Teammitglieder möglichst genutzt werden. Nicht alle sind gleich ordentlich, nicht jeder kommuniziert bravourös.

Setzen Sie Ihre Mitarbeiterinnen und Mitarbeiter möglichst nach deren Fähigkeiten und Vorlieben ein.

8. Jedes Team ist nur so stark wie sein schwächstes Glied

Auch wenn es weh tut: Wenn ein Teammitglied dauerhaft nicht die geforderte Leistung erbringt, sei es fachlich oder disziplinär, dann muss man sich von diesem Teammitglied trennen.

Wenn ein neues Teammitglied rekrutiert wird, achten Sie darauf, dass die neue Mitarbeiterin/der neue Mitarbeiter gut ins Team passt, und lassen Sie, wenn geht, das Team über die Einstellung mitentscheiden. Sorgen Sie dafür, dass sich das neue Team gut formiert. Eventuell müssen Teamregeln ein wenig verändert werden.

Arbeitsrechtliche Fragestellungen

Lukas Stärker

Der vorliegende Beitrag möchte Sie als (zukünftigen) Dienstgeber sowohl für die Grundsätze des Arbeitsrechts als auch für bestimmte ausgewählte Regelungen sensibilisieren.

1. Arbeitsrechtliche Grundsätze

Bevor man es mit Arbeitsrecht – vor allem als Dienstgeber – zu tun bekommt, empfiehlt sich eine Auseinandersetzung mit arbeitsrechtlichen Grundsätzen. Dies erspart späteren Frust, Ärger und Kosten. Hierzu zählen insbesondere folgende Punkte:

- Das Arbeitsrecht dient dem Schutz der Dienstnehmer sowie der Kanalisierung potentieller Konfliktfelder („lenkt Konflikte in Bahnen"), dies inkludiert eine Einschränkung der Privatautonomie.
- Man sollte keine Formalfehler begehen, denn bereits ein kleiner Fehler kann eine große Wirkung haben. Eventuell drohen Nachzahlungen oder erst spätere Beendungsmöglichkeiten von Dienstverhältnissen. Daher: gesetzliche und kollektivvertragliche Fristen und Termine immer einhalten!
- Rechtskenntnis ist wichtig – andernfalls wird es teuer.
- „Eine gute Dokumentation ist die halbe Miete" und insbesondere im Eskalationsfall, der dann in einer Kündigung oder sogar Entlassung endet, unumgänglich.
- Gerade in Arztordinationen gilt es, auch das Berufsrecht der Mitarbeiter aus den jeweiligen Gesundheitsberufen, die man in seiner Ordination beschäftigt, mitzubedenken. Gleiches gilt für den jeweiligen Zusammenarbeitsmodus mit dem entsprechenden Gesundheitsberuf – Stichworte „ärztliche Anordnung erforderlich – ja oder nein?" bzw. „Aufsicht erforderlich – ja oder nein?". Die Antwort gibt das Berufsrecht des jeweiligen Gesundheitsberufs.

- Arbeitsrecht ist unübersichtlich – es existiert eine Vielzahl an Regelungen in vielen verschiedenen Gesetzen, daher sollten Sie sich mit den wichtigsten Regelungen auseinandersetzen, bevor Sie Dienstnehmer beschäftigen. Alternativ lassen Sie sich entsprechend beraten.
- Man muss sich nicht fürchten, zumeist gibt es eine gute Lösung, Fehler werden allerdings teuer.
- Als Arbeitgeber müssen Sie sowohl die Sozialversicherungsbeiträge als auch die Steuer für die bei Ihnen beschäftigten Dienstnehmer abführen.

2. Das Bewerbungsgespräch

Bewerbungsgespräche sollten so geführt werden, dass man unter den verschiedenen Bewerbern die bestgeeignete Person für die offene Stelle findet. Lücken im Lebenslauf machen unsicher, hier sollte nachgefragt werden. Weiters empfehlenswert ist, Fragen zum Unternehmen zu stellen, Fragen zur offenen Stelle zu stellen, den Bewerber erklären lassen, warum gerade er die offene Stelle erhalten sollte. Fragen nach dem sonstigen Lebensumfeld sind geeignet, um sich ein besseres Bild von der Persönlichkeit des Bewerbers zu machen. Das kann beispielsweise auch die Frage umfassen, welches Buch der Bewerber gerade liest und warum. Mehr zu diesem Thema finden Sie ab Seite 143.

3. Dienstverträge und Dienstzettel

Ziel ist es, Dienstverträge so abzufassen, dass die Arbeitgeberposition gestärkt wird. Daher sollten die folgenden Punkte in keinem vom Dienstgeber formulierten Dienstvertrag fehlen:

1. Als Kündigungstermine auch Monatsende und Monatsmitte vereinbaren,
2. Zustimmung des Arbeitnehmers zur Leistung von Überstunden vereinbaren,
3. (bei befristeten Dienstverhältnissen): Vereinbarung von Kündigungsmöglichkeiten
4. exakt definierter Umfang der privaten Nutzung von E-Mail bzw. Internet,
5. Vereinbarung der Möglichkeit der einseitigen Änderung der Normalarbeitszeit durch den Dienstgeber,
6. Dienstort möglichst weit interpretieren – hilft bei Ordinationsverlegungen,

7. Konkurrenzklausel – die fünf wichtigsten Konkurrenten anführen,
8. Zustimmungspflicht bei Nebenbeschäftigungen,
9. Rückerstattung von Ausbildungskosten,
10. Verschwiegenheitspflicht,
11. Konventionalstrafe bei Übertretungen der Punkte 7 und 9,
12. Verjährungs- und Verfallsklausel (sofern nicht im anzuwendenden Kollektivvertrag geregelt).

Tipp:
Verfassen Sie einen schriftlichen Dienstvertrag für Ihre Mitarbeiter und formulieren Sie schlagwortartig.

Da Dienstnehmer einen Rechtsanspruch auf eine schriftliche Ausfertigung der wichtigsten Rechte und Pflichten aus dem Dienstverhältnis – genannt Dienstzettel – haben, nehmen Sie weiters folgende Punkte in den Dienstvertrag auf (siehe § 2 AVRAG):

1. Name und Anschrift des Arbeitnehmers,
2. Beginn des Arbeitsverhältnisses,
3. bei Arbeitsverhältnissen auf bestimmte Zeit: Endtermin,
4. Dauer der Kündigungsfrist, Kündigungstermin,
5. gewöhnlicher Arbeits(Einsatz)ort, erforderlichenfalls Hinweis auf wechselnde Arbeits(Einsatz)orte,
6. allfällige Einstufung in ein generelles Gehaltsschema,
7. vorgesehene Verwendung,
8. Anfangsbezug (Grundgehalt, -lohn, weitere Entgeltbestandteile wie z.B. Sonderzahlungen), Fälligkeit des Entgelts,
9. Ausmaß des jährlichen Erholungsurlaubes,
10. vereinbarte tägliche oder wöchentliche Nachtarbeitszeit,
11. Angabe der anzuwendenden kollektiven Regelungen (Kollektivvertrag, Satzung, Mindestlohntarif, festgesetzte Lehrlingsentschädigung, betriebliche Vorsorge) und Hinweis auf den Raum im Betrieb, in dem diese zur Einsichtnahme aufliegen,
12. Name und Anschrift der Betriebliche-Vorsorge-Kasse.

Wenn Sie diese Punkte in dem von Ihnen erstellten Dienstvertrag stehen haben, so ersparen Sie sich die separate Ausstellung eines (separaten) Dienstzettels. Der Unterschied zwischen Dienstvertrag und Dienstzettel liegt in der Rechtswirkung: Während der Dienstvertrag Recht schafft (konstitutiv wirkt), wirkt der Dienstzettel rechtsbeschreibend (deklarativ), schafft jedoch kein neues Recht. Vergessen Sie die Anmeldung Ihrer Mitarbeiter bei der Sozialversicherung nicht!

4. Arbeitszeit

Die für Ordinationen und Gruppenpraxen geltenden Arbeitszeitregelungen finden sich im AZG und ARG sowie in einschlägigen Kollektivverträgen. Der Dienstgeber ist zur Einhaltung der Arbeitszeitvorgaben und zur Dokumentation der Arbeitszeit seiner Mitarbeiter verpflichtet. Die Durchführung der Arbeitszeitaufzeichnungen kann an die Mitarbeiter delegiert werden, dies ändert jedoch nichts an der Verantwortlichkeit des Dienstgebers für die Einhaltung der Arbeitszeitvorgaben.

5. Arbeitnehmerschutz

Die einschlägigen (technischen) Arbeitnehmerschutzregelungen sind im ASchG und dessen Verordnungen enthalten. Das ASchG verpflichtet jeden Dienstgeber u.a. zur Durchführung einer Gefahrenevaluierung, zur Festlegung von Schutzmaßnahmen und zu deren Überprüfung und gegebenenfalls Anpassung (vgl. § 4 ASchG). Diese Schritte sind in den Sicherheits- und Gesundheitsschutzdokumenten zu dokumentieren. Weiters müssen u.a. Arbeitsmediziner (so man nicht selbst die entsprechende Ausbildung absolviert hat) und Sicherheitsfachkräfte bestellt werden.

Ein Teil des Arbeitnehmerschutzes ist auch die arbeitsmedizinische und sicherheitstechnische Betreuung.

6. Urlaub

Dienstnehmern steht ein jährlicher Urlaubsanspruch in Höhe von fünf Wochen zu. Sofern das Dienstverhältnis länger als 25 Jahre gedauert hat (Achtung: Anrechnungsregelungen beachten), erhöht sich der Urlaub auf sechs Wochen. Kollektivverträge für Ordinationsmitarbeiter können weitere Urlaubsansprüche enthalten.

Der Urlaubsanspruch entsteht in den ersten sechs Monaten des Dienstverhältnisses aliquot und ab dem 7. Monat in voller Höhe. Mit jedem neuen Dienstjahr entsteht der Urlaubsanspruch gleich am Beginn.

Tipp:
Das UrlG spricht noch von Werktagen und nicht von Arbeitstagen. Rechnen Sie den Urlaub in Arbeitstagen.

Der Urlaubsanspruch verjährt mit Ablauf des zweiten Jahres, in dem er entstanden ist. D.h., jeder Dienstnehmer hat drei Jahre Zeit, den jeweiligen Urlaubsanspruch zu verbrauchen.

7. Entgeltfortzahlung

Die Arbeitnehmer haben im Krankheits- und Unglücksfall, bei Berufskrankheiten und Arbeitsunfällen sowie z.B. bei Behördenwegen Anspruch auf Entgeltfortzahlung. Die einschlägigen Regelungen enthalten das AngG für Angestellte und das EFZG sowie das ABGB für Arbeiter. Die Entgeltfortzahlung richtet sich nach der Dauer des Dienstverhältnisses sowie danach, ob es sich um einen Arbeitsunfall oder eine Berufskrankheit handelt.

Weiters besteht ein Entgeltfortzahlungsanspruch bei „sonstigen persönlichen Gründen" (§ 8 Abs. 3 AngG, § 1154b (6) ABGB).

8. Kollektivverträge

Neben den gesetzlichen Regelungen bestehen noch die von den zuständigen Interessenvertretungen abgeschlossenen Kollektivverträge. Diese wurden für den Bereich der Ordinationen zumeist von der Ärztekammer auf Dienstgeberseite und der Gewerkschaft auf Dienstnehmerseite abgeschlossen und legen verbindliche Mindestregelungen hinsichtlich Entgelt und zumeist auch weiteren Ansprüchen zugunsten der Dienstnehmer fest. „Überzahlungen" bzw. Übererfüllungen der kollektivvertraglichen Mindestansprüche sind jederzeit möglich, „Untererfüllungen" sind nicht zulässig.

9. Übersicht: Beendigung von Dienstverhältnissen

Folgende Möglichkeiten der Beendigung von Dienstverhältnissen bestehen:

- Zeitablauf: bei befristeten Arbeitsverhältnissen,
- Auflösung während der Probezeit: jederzeit möglich,
- einvernehmliche Auflösung: jederzeit möglich,
- Kündigung: keine Begründung, aber frist- und termingebunden,
- Entlassung seitens des Arbeitsgebers – sofern die Aufrechterhaltung des Dienstverhältnisses für den Dienstgeber objektiv unzumutbar ist: dies erfordert das Vorliegen eines wichtigen Grundes und beendet das Dienstverhältnis sofort mit Ausspruch, die Entlassung kann jedoch, sofern der Entlassungsgrund nicht vorliegt, von dem Dienstnehmer angefochten werden,
- Austritt seitens des Arbeitnehmers: wichtiger Grund, sofort,
- Tod des Arbeitnehmers.

10. Kündigung

Kündigungen sind einseitige empfangsbedürftige Willenserklärungen, die die Beendigung des Dienstverhältnisses zu einem bestimmten Termin nach sich ziehen. Willenserklärungen sind Erklärungen, die auf die Herbeiführung von Rechtsfolgen gerichtet sind.

Da eine Zustimmung zur Kündigung durch den jeweiligen Partner des Arbeitsvertrages weder erforderlich noch vorgesehen ist, spricht man von einer einseitigen Willenserklärung.

Da die Kündigung dem anderen Arbeitsvertragspartner zukommen, d.h. bekannt werden muss, spricht man von empfangsbedürftiger Willenserklärung. Der Empfang bereitet bei mündlich in Gegenwart des zu kündigenden Arbeitnehmers ausgesprochenen Kündigungen kein Problem. Anders stellt sich die Sachlage dar, wenn ein Abwesender gekündigt werden soll. In diesem Fall muss der zu Kündigende erst von der Kündigung in Kenntnis gesetzt werden.

Je nachdem, welcher der Arbeitsvertragspartner die Kündigung ausspricht, unterscheidet man zwischen Arbeitgeber- und Arbeitnehmerkündigung. Diese Unterscheidung ist wichtig, da zumeist andere Kündigungsfristen und Kündigungstermine zur Anwendung kommen.

Bei Kündigungen unterscheidet man vier Phasen:

1. Vorverfahren (nur sofern in der Ordination bzw. Gruppenpraxis ein Betriebsrat eingerichtet ist),
2. Ausspruch der Kündigung,
3. Kündigungsfrist (= Frist, die mindestens zwischen dem Ausspruch der Kündigung und dem Kündigungstermin liegen muss, zumeist abhängig von der Dauer des Dienstverhältnisses),
4. Kündigungstermin (= Zeitpunkt der Beendigung des Dienstverhältnisses).

10.1. Wie kündigt man als Arbeitgeber richtig?

1. Entscheidung über Personalabbau
2. Entscheidung, welcher Arbeitnehmer gekündigt werden soll
3. Feststellung, welche Kündigungsfristen und -termine im konkreten Fall zur Anwendung kommen
4. Abwarten des entsprechenden Zeitpunkts zum Beginn des Kündigungsverfahrens
5. Verständigung des Betriebsrats (sofern vorhanden)
6. Wochenfrist des Betriebsrats zur Stellungnahme abwarten
7. Ausspruch der Kündigung gegenüber dem zu kündigenden Arbeitnehmer
8. Verständigung des Betriebsrats vom erfolgten Ausspruch der Kündigung
9. Erfolgt eine gerichtliche Anfechtung durch den Gekündigten?
10. Nein: Dienstverhältnis mit Kündigungstermin beendet – Ja: Kündigungsverfahren vor dem Arbeits- und Sozialgericht

Tipp:
Informieren Sie sich vorab über die anzuwendenden Kündigungsfristen und -termine!

10.2. Verhalten zwischen Kündigungsausspruch und Kündigungstermin

Die Arbeits- und Treuepflicht des Arbeitnehmers bestehen auch nach ausgesprochener Kündigung, und zwar bis zum Kündigungstermin.
Weiters sind auch Entlassungen so lange zulässig, wie das Dienstverhältnis aufrecht ist. Daher sind Entlassungen auch während der Kündigungsfrist möglich, sofern der Dienstnehmer durch sein Verhalten die Interessen des Arbeitgebers

so schwerwiegend beeinträchtigt hat, dass dieser eine weitere Fortsetzung des Arbeitsverhältnisses – gleichgültig, wie lange es nach dem Vertrag oder bis zum Ablauf der Kündigungsfrist noch gedauert hätte – nicht mehr zugemutet werden kann.
War die Entlassung während der Kündigungsfrist jedoch ungerechtfertigt, so gebührt dem Arbeitnehmer die Kündigungsentschädigung bis zu dem Tag, an dem das Dienstverhältnis aufgrund der vorangegangenen Kündigung durch Ablauf der Kündigungsfrist geendet hätte.

11. Entlassung und Austritt

Das Arbeitsrecht ermöglicht bei Vorliegen wichtiger Gründe sowohl dem Dienstgeber als auch dem Dienstnehmer die sofortige Beendigung des Dienstverhältnisses. Je nachdem, ob der Dienstgeber oder der Dienstnehmer das Dienstverhältnis beendet, spricht man von Entlassung oder von Austritt. Im Unterschied zur Kündigung, die keiner Begründung bedarf, bei der aber (Kündigungs-) Fristen und (Kündigungs-)Termine einzuhalten sind, ist bei einer Entlassung nur das Vorliegen eines wichtigen Grundes, der dem Dienstgeber die Aufrechterhaltung des Dienstverhältnisses nicht mehr zumutbar macht, erforderlich (vice versa ist bei einem Austritt das Vorliegen eines wichtigen Grundes, der dem Dienstnehmer die Aufrechterhaltung des Dienstverhältnisses unmöglich macht, erforderlich). Fristen und Termine sind nicht zu beachten, das Dienstverhältnis endet mit dem Ausspruch der Entlassung.

11.1. Ablauf einer Entlassung

Ein Entlassungsgrund liegt vor, wenn der Dienstnehmer die Interessen seines Dienstgebers so schwerwiegend verletzt, dass diesem eine weitere Zusammenarbeit bzw. Weiterbeschäftigung nicht einmal mehr für die Dauer der Kündigungsfrist zugemutet werden kann. Nicht jede Ordnungswidrigkeit ist bereits ein Entlassungsgrund. Entlassungsgründe müssen ehebaldigst wahrgenommen werden und zum Ausspruch der Entlassung führen. Ein „Sammeln" von Entlassungsgründen ist unzulässig.

Ablauf einer Entlassung

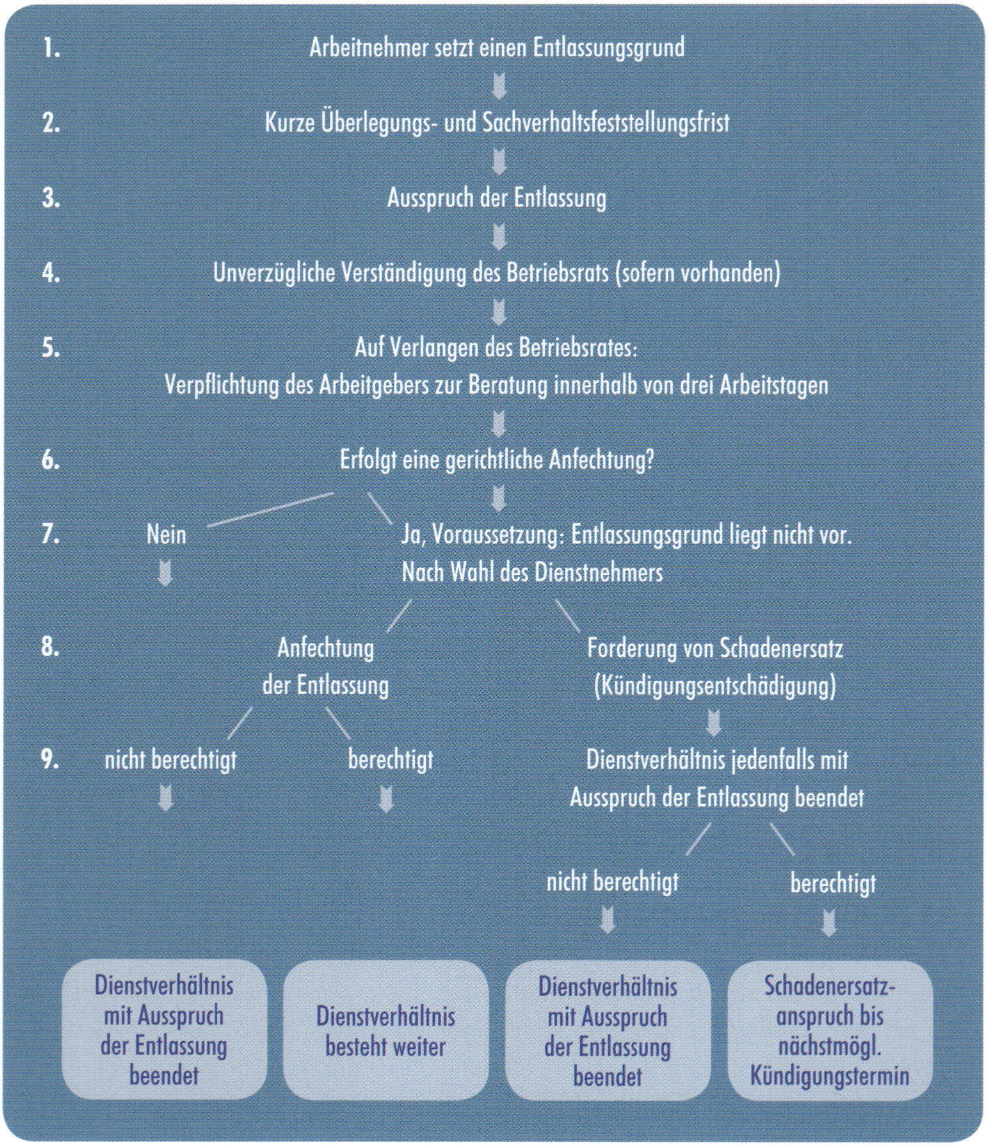

12. Weitere relevante Punkte

- Abfertigung: Es gilt das System der Abfertigung neu, die Dienstgeber haben für jeden Dienstnehmer einen monatlichen Betrag in der Höhe von 1,53 % des Bruttogehalts an eine Betriebliche Mitarbeitervorsorgekasse zu überweisen. Anderes gilt nur, wenn das Dienstverhältnis vor dem Jahr 2003 begonnen wurde.
- Bei der Beschäftigung von fünf und mehr Dienstnehmern haben diese die Möglichkeit, einen Betriebsrat zu wählen.
- Mutterschutz und Karenz: absolutes Beschäftigungsverbot acht Wochen vor und acht Wochen nach der Geburt.
- Teilzeitarbeit und Recht auf Teilzeit zur Betreuung eines Kindes.

13. Zusammenfassung/Fazit

Das Arbeitsrecht dient dem Schutz des Arbeitnehmers, daher sind viele der Regelungen zugunsten der Arbeitnehmerschaft formuliert.
Mit etwas Rechtskenntnis, einem wertschätzenden gegenseitigen Umgang, strategischer Planung, strukturierter Vorgangsweise und klarer Kommunikation fahren Sie am besten.

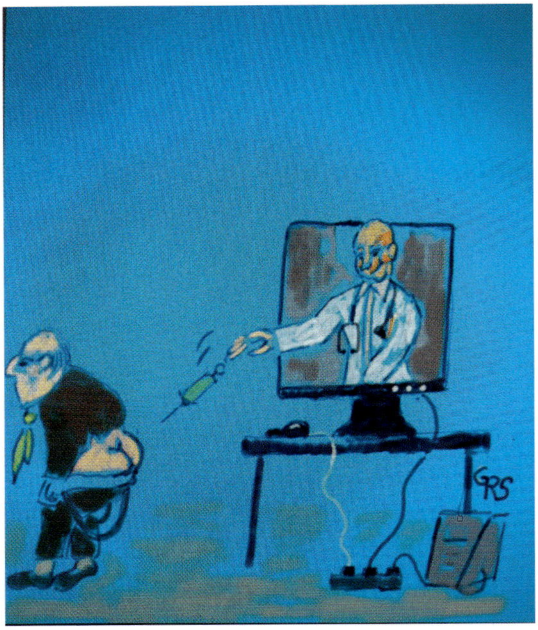

Gerd Schrutz

„Telemedizin“, 2022
Zeichentablet
A4

Arbeit und Herausforderung

Bianca Bauer
Mein Weg zur Hausärztin

Bettina Ehrhardt-Felkl
Die ärztliche Begegnung – die innere Ärztin/der innere Arzt

Artur Wechselberger
Qualitätsmanagement

Mein Weg zur Hausärztin

Bianca Bauer

Meine Entscheidung, Medizin zu studieren, fiel schon sehr früh: Bereits in der Oberstufe des Gymnasiums stand für mich fest, dass ich Ärztin werden wollte, genauer gesagt Allgemeinmedizinerin. So inskribierte ich an der medizinischen Fakultät, was damals ohne Aufnahmetest noch wesentlich einfacher war als heute.

Während des Studiums durchlebte ich die üblichen Strecken von Hochphasen bis zu „das schaffe ich nie", doch Neugier und Interesse versiegten nie und so konnte ich das Studium schlussendlich erfolgreich beenden. Auch gab es in meinem Umfeld einen Allgemeinmediziner, dem die offensichtliche Freude an seinem Beruf nur äußerst selten abhandenkam, was mich zusätzlich motivierte. Während des Turnus lernte ich dann einige Fachabteilungen kennen, die mich sehr interessierten und zum eventuellen „Abbiegen" in eine Facharztausbildung reizten. Mein vorrangiger Entschluss war aber, den Turnus zu beenden und erst dann weitere Entscheidungen zu treffen.

Nach Abschluss meiner Ausbildung im Krankenhaus bekam ich die Chance, als stellvertretende Leiterin in einem kleinen, auf Wirbelsäulen- und Gelenkprobleme spezialisierten Institut einzusteigen. Der Gründer und Leiter desselben war ein großartiger Chiropraktiker, mit dem ich viele Monate arbeiten durfte und der auch mein Mentor bezüglich Chiropraktik (Manualtherapie) und Neuraltherapie wurde. Es war dieser Impuls, der mich dazu bewog, meine Ausbildung dahingehend zu erweitern und dafür pilgerte ich einige Jahre zu Prof. Tilscher, der zu dieser Zeit einer der führenden Manualtherapeuten in Österreich und ein hervorragender Lehrmeister war. Die Erfahrung, mit meinen Händen Blockaden zu lösen und somit Schmerzen zu lindern, war großartig und ich konnte den jeweils weiterführenden Kurs kaum erwarten.

Irgendwann keimte in mir der Wunsch nach einer eigenen Praxis auf, um den Patientinnen/Patienten die Kombination aus Allgemeinmedizin und manueller Medizin beziehungsweise Neuraltherapie anbieten zu können und damit auf dem großen Gebiet der Schmerzbekämpfung tätig zu werden, aber auch für die alltäglichen Beschwerden und Sorgen der Menschen da zu sein.
So nahm ich dieses Projekt mit Hilfe meines Gatten in Angriff. Mein Wunsch war es, Praxisräumlichkeiten und Familienwohnung möglichst nahe zu etablieren. Wir fanden schlussendlich ein größeres Objekt, das allen Anforderungen gerecht wurde, und so hatte ich dann Praxis und Wohnung unter einem Dach, was für das familiäre Management ideal war.

Aus heutiger Sicht würde ich diese Entscheidung so nicht mehr treffen. Viel eher würde ich ein barrierefrei begehbares Gassenlokal anstreben, das ausschließlich zu beruflichen Zwecken genutzt wird, anstatt zu Praxiszwecken eine Wohnung zu adaptieren. Diese Herangehensweise hat meiner Erfahrung nach den Vorteil, dass es keine steuertechnischen Diskussionen über eine mögliche Privatnutzung gibt.

Es kamen unerwartet schwierige Zeiten auf uns zu, denn ich war keineswegs gut auf eine Selbständigkeit vorbereitet, hatte keine Erfahrung in wirtschaftlichen Belangen und keine Kassenverträge! Letzteres erwies sich als echte Herausforderung, sowohl arbeitstechnisch als auch finanziell. Daher bemühte ich mich rasch um Verträge, bekam allerdings keinen ÖGK-Vertrag, sondern nur die sogenannten „kleinen Kassen" – ein Modell, das es schon seit Jahren nicht mehr gibt – und den Wahlarztstatus für die ÖGK. Rückblickend war es keine schlechte Lösung, denn es räumte mir viele Freiheiten in der zeitlichen Behandlungsgestaltung meiner Patientinnen und Patienten ein.

Diese Freiheit, die ich auch heute als klaren Vorteil für Wahlärztinnen und Wahlärzte empfinde, kam und kommt besonders Patientinnen und Patienten mit besonderen Bedürfnissen wie zum Beispiel akuten Schmerzen zugute, denn man kann so ausreichend Zeit für die Schmerztherapie mit Infusionen, Infiltrationen und Manualtherapie aufbringen.

Nach einiger Zeit und langsam einsetzender beruflicher Stabilisierung konnte ich mich auch wieder meiner Weiterbildung zuwenden. Über einige Umwege kam ich so zur traditionellen chinesischen Medizin (TCM) und entschloss mich zu dieser Zusatzausbildung. Meinem Gefühl nach brauchte es zur Behandlung der vielfältigen Befindlichkeitsstörungen meiner Patientinnen und Patienten zusätzlich zur klassischen Schulmedizin noch das erweiterte Wissen ganzheitlicher Methoden, um ihnen langfristig helfen zu können.

Mit Befindlichkeiten meine ich Symptome und negative Erscheinungen, die mittels medizinischer Abklärung nicht einem definierten Krankheitsbild zugeordnet und meist auch nicht als psychische Störung benannt werden können. Die Ausbildung zur TCM- und Akupunkturärztin erwies sich als sehr umfangreiches Zweitstudium, welches sich für mich aber absolut auszahlte und bewährte. Ich verfügte somit nach einiger Zeit über Möglichkeiten und Tools, die Befindlichkeitsstörungen meiner Patientinnen und Patienten auf einer völlig anderen Ebene anzugehen. Nichtsdestoweniger möchte ich an dieser Stelle ganz deutlich auf die Wichtigkeit einer Symptomabklärung im Sinne der klassischen Medizin mit ihren umfassenden Möglichkeiten hinweisen, da ich diese „klassische" Abklärung als gelernte Schulmedizinerin für unumgänglich erachte. Niemals würde ich beispielsweise eine Appendicitis ausschließlich mittels TCM oder Akupunktur behandeln wollen! Auch eine Pneumonie bedarf einer Antibiose – danach kann man die betroffene Patientin bzw. den betroffenen Patienten mit TCM sehr gut wieder stärken. Für mich schließt das eine – die Schulmedizin – das andere – die TCM – also keinesfalls aus, in vielen Fällen erweist sich eine Kombination oder Symbiose unterschiedlicher medizinischer Herangehensweisen sogar als besonders zielführend.

Mit der Akupunktur als Regulations- und Schmerztherapie fand ich eine ideale Ergänzung zur manuellen Medizin. Die Behandlung von Krankheitsbilden mit Bezug zur Wirbelsäule und den großen Gelenken nahm im Laufe meiner Praxisjahre deutlich zu. Damit stiegen aber auch die Polypharmaziefälle bei den Patientinnen und Patienten, was zu vielfachen Nebenwirkungen und Auswirkungen auf den Digestionstrakt führt. All das lässt sich häufig durch zusätzliche Anwendung von Akupunktur deutlich reduzieren und auch hier gelang mit der Zeit eine gute Integration in den Praxisalltag.

Die Weiterbildung in den Bereichen TCM und Akupunktur ist ein wichtiger Bestandteil meiner täglichen Arbeit – man kann nie genug wissen, immer wieder gibt es neue Erkenntnisse und der Besuch von Fortbildungsveranstaltungen und Seminaren gibt mir die Möglichkeit zum fachlichen Austausch mit der Kollegenschaft.

Als Allgemeinmedizinerin sind mir auch Weiterbildungen in vielen anderen Richtungen wie beispielsweise Innere Medizin, Orthopädie, Neurologie, Psychologie et cetera sehr wichtig. Allerdings ist das unter dem Gesichtspunkt der knappen zeitlichen Ressourcen mitunter nicht ganz einfach, wenngleich deren Wichtigkeit zu keiner Zeit in Frage gestellt werden darf.

Als hilfreich erlebte ich in den letzten Jahren Online-Seminare oder den Erwerb von DFP-Punkten aus Fachartikeln, wobei mir hier wieder der Austausch mit den Kolleginnen und Kollegen fehlt. So versuche ich mit einer Mischung aus allem meine berufliche Wissbegier zu stillen und meiner Fortbildungspflicht nachzukommen.

Noch ein Wort zu zeitlichen Ressourcen: Diese werden im Praxisalltag immer kleiner, da die administrativen Anforderungen immer weiter angestiegen sind. Es wird von den Krankenkassen nicht nur eine elektronische Abrechnung verlangt, sondern auch ein hohes Maß an Dokumentation aller Art.

Immer wieder gibt es neue Regelwerke bezüglich Rezepten, Krankschreibungen und dergleichen. Dabei handelt es sich um Dinge, über die man sich zeitgerecht, umfassend und stetig informieren muss, um sie dann auch in das eigene Arbeitssystem implementieren zu können.

Als weiteren Zeitfresser erlebe ich in großem Maße die Administration der Ordination wie Buchhaltung, Lohnverrechnung, laufende Bankgeschäfte etc. – da hilft zwar eine gute Steuerberatung, aber viele Zuarbeiten bleiben doch an uns hängen. Für mich sind das Stunden, die unerlässlich aufzuwenden sind, ich aber liebend gerne mit der Lektüre von Fachliteratur verbringen würde.

Warum bist du Hausärztin geworden?
Bianca Bauer: Mich hat die Arbeit mit den verschiedenen Patientenaltersgruppen interessiert, auch dass man den Überblick über die Gesundheit der Patientinnen und Patienten behält und im Bedarfsfall gut behandelt und berät.

Wie zufrieden bist du, haben sich deine Erwartungen erfüllt?
Ich bin sehr zufrieden, habe allerdings mehr Arbeit als erwartet.

Was gefällt dir an deinem Beruf?
Die vielfältigen Aufgabenstellungen und auch die Herausforderungen.

Was erfüllt dich, was macht dich zufrieden?
Wenn ich durch meinen Einsatz die Gesundheit meiner Patientinnen und Patienten erhalten bzw. wiederherstellen kann.

Was magst du gar nicht, was stört dich, was ärgert dich?
Die zunehmende Administration, die so selbstverständlich von uns gefordert wird.

Was genau an der Situation der Hausärzte und Hausärztinnen würdest du sofort ändern, wenn du es ändern könntest?
Ich würde mehr Zeit für Patientengespräche einräumen (die Bezahlung durch die Kassen erlaubt dies eigentlich nicht).

Warum würdest du einem Kollegen bzw. einer Kollegin raten, diesen Beruf zu ergreifen?
Weil wir die Patientinnen und Patienten als Ganzes sehen und behandeln dürfen.

Was kann sich ein junger Mensch deiner Meinung nach erwarten, wenn er sich als Hausärztin bzw. Hausarzt niederlässt?
Sehr viel interessante medizinische Arbeit.

Warum würdest du einem Kollegen bzw. einer Kollegin abraten, diesen Beruf zu ergreifen?
Der Kassenvertrag engt uns in der Arbeit doch ziemlich ein und es bleibt nicht sehr viel Zeit fürs Privatleben.

Welche Opfer musstest du bringen?
Es war langwierig, bis ein guter Patientenstock erarbeitet war und damit finanziell streckenweise mühsam.

Wo siehst du vermeidbare Stolpersteine?
Anfangs wäre ein Erfahrungsaustausch mit etablierten Kollegen und Kolleginnen gut, nicht nur bei medizinischen Fragen, sondern auch bezüglich Organisation, Personal etc.

Wo siehst du die Hausärztin/den Hausarzt in fünf Jahren?
Ich hoffe, dass wir Hausärztinnen und Hausärzte auch in fünf Jahren als erste Anlaufstelle da sein und als „Familienärzte/-ärztinnen" unsere Patientinnen und Patienten weiterhin sehr persönlich betreuen können.

Die ärztliche Begegnung – die innere Ärztin/der innere Arzt

Bettina Ehrhardt-Felkl

Das Herzstück jeder „Arzt-Patienten-Beziehung" – und natürlich jeder „Ärztin-Patientin-Beziehung" – ist die Begegnung zwischen Ärztin/Arzt und Patientin/Patienten.

Dieser Moment, diese Zeit, diese Begegnung stellt den zentralen Teil unserer Tätigkeit dar. Wenn diese Begegnung gelingt, behalten Sie die Patientin bzw. den Patienten – vielleicht für viele Jahre.

Die Begegnung mit der Patientin/mit dem Patienten ist natürlich kein Selbstläufer, und daher möchte ich Ihnen als angehende oder zumindest interessierte Ordinationsanfängerinnen und -anfänger mit diesem Beitrag als erfahrene Hausärztin einige wichtige Hinweise geben, wie Sie selbst eine für beide Seiten gewinnbringende Kommunikation führen können. Wobei natürlich jede bzw. jeder im Laufe der Zeit einen eigenen Stil finden wird, der der eigenen Persönlichkeit entspricht. Aber einige Basics sollte man dabei beherzigen …
Sie sollten Ihr Hauptaugenmerk darauf lenken, was Sie in der Zeit mit der Patientin/dem Patienten richtig machen oder nicht, denn Sie können später nichts mehr korrigieren – oder nur sehr schwer!

Zum Gelingen gehören zunächst Augenkontakt, Freundlichkeit, das Ernstnehmen der Person, Nachfragen … Den Anfang machen Sie und Ihre innere Gestimmtheit, und wenn Sie in Ihrer Mitte sind, dann ist es auch viel einfacher zu beginnen.

Daher ist es von unglaublicher Wichtigkeit, an sich zu arbeiten, im Sinne von Selbstfürsorge und innerer Haltung. Da sind Sie aufgerufen, achtsam mit sich zu sein und genug Auszeiten und Räume zur Regeneration zu haben.
Das Gespräch mit Patientinnen und Patienten sollte immer von Aufmerksamkeit, Respekt und Präsenz getragen sein. Die vielen Kontakte machen es aller-

dings nicht leicht, immer zentriert und ausgeglichen zu sein und zu bleiben. Manchmal sind Sie durch viele Probleme abgelenkt und belastet. Die Kunst besteht dann darin, in der Begegnung mit Ihren Patientinnen und Patienten dennoch frei zu sein.

Die meisten Burnout-Erkrankungen bei Ärztinnen und Ärzten entstehen durch eine Überlastung und den Wunsch bzw. den Anspruch, alles gut und richtig zu machen und immer möglichst empathisch zu sein – trotz der vielen Gespräche. Das gelingt eben bei einer großen Anzahl von Patientinnen und Patienten, die man tagtäglich quasi „abarbeiten" muss, immer weniger.

Zusätzlich sind die Gespräche oft wegen der Schwere einer Erkrankung belastend und das kann zu einer Überforderung seitens der Ärztin/des Arztes führen. Viele Kolleginnen und Kollegen lösen das durch Sachlichkeit im Ton und Umgang. Das ist eine Möglichkeit, aber sie führt nur bedingt zum Ziel. Sie frustriert auf beiden Seiten, was die Begegnung stören oder unmöglich machen kann. Denn was wünscht sich die Patientin/der Patient? Sie bzw. er will wahrgenommen und gesehen werden, sehnt sich nach Verständnis. Sie/er will ihre/seine Krankengeschichte erzählen. Befunde sollen auch genau durchgesehen werden, aber vor allem wollen Patientinnen und Patienten von uns als Person respektiert werden.

Daher beginnt alles mit der Freundlichkeit im Wartezimmer, mit dem namentlichen Ansprechen samt Händedruck und einer herzlichen Begrüßung.
Und auch dabei können Sie bereits sehr viele Details an der Patientin/am Patienten wahrnehmen und als Information abspeichern. Wie wird der Händedruck erwidert? Schlaff, fest, feucht, unsicher, zögerlich, forsch …? All das wird sich in der folgenden Begegnung widerspiegeln.

Ich habe es mir zur Gewohnheit gemacht, meine Patientinnen und Patienten persönlich im Wartezimmer abzuholen und hinter ihnen ins Ordinationszimmer zu gehen, so kann ich bereits eine Menge beobachten: Wie geht sie/er vor mir? Eventuell schief, unsicher, langsam, schnell, mit festem Schritt? Kommt sie/er in Begleitung oder alleine, ist jemand dabei, die/der eventuell die Sprache der Patientin/des Patienten spricht und übersetzen kann – oder hat die Patientin/der Patient besondere Bedürfnisse? Wie ist die Beziehung zwischen den beiden? Ist eine Betreuerin/ein Betreuer dabei, sind die Eltern eines Kindes die Begleitung? Das alles wird sich nämlich ganz sicher auch auf unser Gespräch auswirken.

Meine Ausbildung zur Homöopathin hat mir da sehr geholfen, da wird alles sehr genau beobachtet und wahrgenommen. Sonst kann man z.B. die passende Arznei nicht finden. Dieses Training in der jahrelangen Ausbildung hat mich sehr sensibilisiert. Denn in der Homöopathie ist die Qualität der Begegnung maßgeblich für die verschriebene Arznei. Ich kann einem Menschen, der sehr temperamentvoll ist, keine Arznei geben, die für ängstliche, unsichere Menschen passt – oder umgekehrt.

So ist es auch in der Schulmedizin, ein sehr selbstsicherer Mensch wird gerne ein Mitspracherecht haben wollen und vielleicht sogar einfordern, er will mitentscheiden, welche Untersuchungen gemacht werden sollen. Ein eher ängstlicher Mensch braucht hingegen ein bisschen Anlehnung an meine Erfahrung, das gibt ihm dann Sicherheit.

Wichtig ist es, Patientinnen und Patienten detailliert zu erklären, welche Erkrankung sie haben und was sie selbst verändern können. Und natürlich, welche Therapie Sie ihnen anbieten können. Erfragen Sie unbedingt, was bereits versucht wurde und was geholfen hat – aber auch, was nicht gutgetan hat. Einige Patientinnen und Patienten haben bereits Dr. Google besucht und wollen nur eine Bestätigung ihrer Diagnose hören, andere sind genau deshalb extrem verängstigt und besorgt darüber, was alles im Netz steht. Das müssen Sie alles unbewusst und bewusst berücksichtigen – und vor allem wahrnehmen.

Bewährt hat es sich, in Ruhe mit Empathie zuzuhören und den Bericht nicht zu unterbrechen, das erfordert Geduld, Zeit und Interesse. Diese absolute und ungestörte Präsenz kann viel an Details und wichtigen Informationen für die Anamnese bringen.

Solche Berichte dauern in der Regel zwischen fünf und zehn Minuten, und wenn Sie da gut zuhören können, gewinnt die Patientin/der Patient schon mal ein bisschen Vertrauen. Weiters ist es wichtig, jetzt alles nachzufragen, was für Sie unklar war, und dann eine kurze Pause einzulegen. Etwas Stille hat sich in diesen Situationen bewährt – denn wir Menschen kommunizieren vor allem auch nonverbal ... Weshalb Kommunikation auch so schwer ist.

Viele neue Patientinnen und Patienten besuchen unsere Ordinationen beim ersten Mal übrigens nicht nur als Kranke bzw. Kranker, sondern auch, um einen Eindruck von der Atmosphäre zu bekommen und um zu entscheiden, ob sie da gerne ein zweites Mal hingehen möchten.

Ob Sie sich das von der Patientin bzw. vom Patienten Berichtete selbst aufschreiben oder dies einer Assistentin/einem Assistenten überlassen, ist im Fall der Hausarztpraxis durchaus von Bedeutung, denn jede zusätzlich anwesende Person kann das Klima zwischen Ihnen und der Patientin/dem Patienten stören. Daher sollten Sie immer für den Fall des Falles mit Ihren Assistentinnen und Assistenten einen Code vereinbaren, der anzeigt, wann diese das Zimmer verlassen sollten, damit Sie mit ihrer Patientin/Ihrem Patienten allein sein können. Doch zurück zum Patientengespräch. Nach der kurzen Pause folgen Ihre Erklärung und die Untersuchung, die Befunderhebung und eventuell auch eine Verordnung und eine Medikation. Für all das brauchen Sie das Einverständnis der Patientin/des Patienten und besonders Vertrauen, dass Sie sich vielleicht bereits erarbeitet haben.

Viele Patientinnen und Patienten sind am Anfang durchaus von Ihrer Arbeit begeistert, gehen aber dennoch zu drei anderen Kolleginnen und Kollegen, um Ihre Diagnose überprüfen zu lassen. Das muss für Sie in Ordnung sein und darf weder als Zurückweisung noch Vertrauensverlust interpretiert werden. Je nach Ihrer Diagnose sind manche Patientinnen und Patienten zunächst skeptisch, weil sie vielleicht etwas anderes erwartet hatten, oder sie erhoffen sich von einer Kollegin/einem Kollegen eventuell eine hoffnungsvollere Diagnose als jene, die Sie ihnen geben mussten. Das ist durchaus verständlich. Wieder andere sind zunächst sehr zögerlich, wenn Sie ihnen eine Diagnose mitgeteilt haben, aber dann mit der Zeit froh, wenn Sie immer einen fundierten Rat von Ihnen bekommen.

Grundsätzlich gilt aber immer: Je achtsamer Sie bei der ersten Begegnung sind, desto eher gelingt die Beziehung. Natürlich müssen Sie auch weiterhin aufmerksam und empathisch sein. Das alles ist ein Idealzustand, der nicht immer möglich ist.

Ein Alltag in der Hausarztpraxis ist stressig und von unvorhersehbaren Dingen und Ereignissen geprägt, dennoch ist es wichtig, diesen geschützten Raum der Kommunikation zu bewahren und zu pflegen. Er ist neben ihrer fachlichen Expertise das Wertvollste, was Sie haben. Es hat etwas Besonderes und Einzigartiges, das es zu erhalten gilt, trotz PC-Arbeit und trotz Dokumentation. Wenn jemand sehr viel Zeit benötigt, weil das zu besprechende Thema komplex ist, hat es sich bewährt, einen Extratermin zu vergeben. Es gibt oft eine Eintrittskarte und dann kommen die eigentlichen Sorgen und Beschwerden zutage ... Geduld bringt Rosen.

Sie müssen nicht alles wissen, aber Sie sollten möglichst viel verstehen und nachvollziehen können. Sie sind medizinisch und sozial eine Vertrauensperson, die oft ein Freund wird und in schweren Zeiten für die Patientin/den Patienten eine große Stütze ist. Das bedeutet nicht, dass Sie wirklich mit Ihren Patientinnen und Patienten befreundet sein sollen, aber es muss etwas wie eine Art Verbundenheit da sein und Sie sollten die/der Verbündete Ihrer Patientinnen und Patienten sein, gerade als Hausärztin/Hausarzt, die/der ja bei Visiten in den Lebensraum von Menschen eindringt, vielleicht auch bei einer Schwangerschaft, aber auch beim Sterben begleitet.

Sind Sie nicht enttäuscht, wenn Angehörige, deren Familienmitglied verstorben ist, dann nicht mehr zu Ihnen kommen, sie möchten einen neuen Anfang woanders – und das ist auch gut so. Bewertungen sind da sehr hinderlich. Alle auftretenden Emotionen sind neutral zu sehen, diese haben in den seltensten Fällen etwas mit Ihnen zu tun.

Das gilt auch für aggressive und unzufriedene Patientinnen/Patienten, ihnen empfehlen Sie einfach eine Kollegin bzw. einen Kollegen. Das ist sehr professionell und nimmt der/dem Gegenüber Wind aus den Segeln. Und gilt ebenso, wenn es über längere Zeit zu Unstimmigkeiten mit einer Patientin/einem Patienten kommt, die bestehen bleibt. Dann bitten Sie diese/diesen einfach, eine andere Ärztin bzw. einen anderen Arzt aufzusuchen. Es sind Ihre Nerven, es ist Ihre Energie, die hier geschont werden müssen!

Akzeptanz und Neutralität jeder Nationalität, jedem Glauben und jeder sozialen Schicht, jeder sexuellen Orientierung gegenüber ist heute unerlässlich, zumal wir in einer sehr bunten Gesellschaft leben. Machen Sie sich das zur Maxime, jede/jeder ist willkommen.

Erwähnenswert scheint mir zu sein, dass Sie als Ärztin bzw. Arzt ein ganz normaler Mensch sind, das heißt, Sie müssen keine Rolle spielen. Sie dürfen Gefühle haben und diese in begrenztem Maße auch zeigen. Nicht im Extremen, aber so, dass es nachvollziehbar ist. Es macht Sie menschlich, wenn Sie mal was Persönliches sagen oder erzählen. Das schafft auch Vertrauen und Respekt. Ich habe mir immer sehr schwer damit getan, meine Urlaubsziele bekannt zu geben, obwohl das viele meiner Patientinnen und Patienten sehr interessiert. Geht sie das wirklich etwas an, wo ich meine freie Zeit verbringe? Heute sehe ich das lockerer und rede über meine Ziele. Denn die Patientin/der Patient sorgt sich vielleicht, ob ich wiederkomme bzw. ob ich mich gut erholen kann. Vielleicht macht es ihr oder ihm sogar einfach Angst, wenn ich nicht da bin.
Echtheit lohnt sich sehr und letztlich setzen Sie die Grenze, ab wann der private Bereich erreicht ist.

Auch Sie leiden unter einem Lockdown, auch Sie bekommen mal eine Grippe, Lebendigkeit und Echtheit sind viel überzeugender als professionelle Distanz, die unnatürlich wirkt. Natürlich sind professionelle Distanz und gelenkte Gesprächsführung wichtige Bausteine der Kommunikation, aber alles mit Maß und Ziel.

Sie sehen, es ist eine heikle, aber spannende Sache, diese Begegnung mit der Patientin bzw. dem Patienten und deren/dessen Krankheit. Allerdings hat nur die Hausärztin bzw. der Hausarzt die Möglichkeit, diese Begegnung auch zu leben, da er ja oft die ganze Familie kennt und behandelt. Wir begleiten Patientinnen und Patienten über Jahrzehnte.

Noch ein Tipp: Schreiben Sie kleine persönliche Dinge über Ihre Patientinnen und Patienten in Ihre Kartei und erwähnen Sie diese bei deren nächsten Besuch. Sie können sich unmöglich alles merken, aber es zeugt von Interesse, wenn Sie gut informiert sind und dies auch zeigen.

Nehmen Sie niemals Sorgen mit nach Hause. Da sollten Sie sich eine Technik angewöhnen, alles loszulassen und nicht abends nach Diagnosen zu suchen oder bedrückt zu sein, weil es einer Patientin bzw. einem Patienten sehr schlecht geht. Natürlich wird das vorkommen, aber da muss unbedingt eine gute Grenze her, sonst laugt Sie das zu sehr aus und hilft letztlich niemandem.

Ich möchte hier noch etwas zu Ihrem „inneren Arzt", Ihrer „Inneren Ärztin" schreiben, den/die ich für einen sehr wichtigen Faktor im Arzt-Patienten-Gefüge halte. Es ist nichts Esoterisches damit gemeint, obwohl es dazu viel Literatur im Netz gibt, die ich für irreführend halte. Sie haben den „inneren Arzt" bzw. Ihre „innere Ärztin" genauso in sich wie Ihre Patientinnen und Patienten. Diesen müssen Sie ansprechen, erreichen können – zumindest unbewusst, aber oft auch ganz direkt. Wenn Sie sich mit dem inneren Arzt/der inneren Ärztin Ihrer Patientinnen und Patienten nicht verbinden können, dann kann es sein, dass Sie sie verlieren.

Der „innere Arzt"/die „innere Ärztin" ist der Anteil, der einem Menschen sagt, was gut für ihn ist und was nicht. Natürlich kann das Ihrer Expertise diametral entgegenstehen, da ist es die Kunst, die Patientin/den Patienten richtig abzuholen.

Dazu eine Geschichte aus meiner Praxis: Ich hatte schon länger eine inzwischen 40-jährige Patientin, die plötzlich mit der Diagnose Mammakarzinom zu mir kam. Sie hatte zwar einer Operation zugestimmt, aber keiner weiteren schulmedizinischen Behandlung. Ich war zuerst irritiert, aber die Heftigkeit und Überzeugung ihrer Haltung waren eindeutig.

Schließlich spürte ich: Da gehst du jetzt einfach mit, belehrst sie nicht, kritisierst nicht, machst einfach, was sie will, und bist da und ansprechbar, neugierig und offen. Das war meine Chance, sonst wäre sie jetzt wohl bei einer anderen

Hausärztin oder einem anderen Hausarzt Patientin. (Natürlich nur unter exakter Dokumentation und Aufklärung.) Wir haben heute ein sehr herzliches und gutes Verhältnis, es war so, dass sie dann zu einem anderen Komplementärmediziner ging und dort eine Therapie begann, die ihr gut half. Zusätzlich begann ich bei ihr mit einer Misteltherapie, da war ihre Offenheit da. Ich wusste nicht, wie das ausgeht, aber ich hatte Vertrauen.

Seien Sie sich bewusst, dass dieser „innere Arzt"/diese „innere Ärztin" immer mitspielt und vorhanden ist. Sie sollten das bei der Begleitung Ihrer Patienten und Patientinnen berücksichtigen.

Ärztliche Begegnung ist das Herzstück Ihrer Arbeit in der Praxis, Sie haben das im Krankenhaus vielleicht anders erfahren. Versuchen Sie nicht, immer perfekt zu sein! Aber lassen Sie Erfahrungen und inneres Wachstum zu. Dann wird es gelingen. Und Sie werden mit einem der schönsten und erfüllendsten Jobs auf dieser Welt belohnt.

Qualitätsmanagement

Artur Wechselberger

1. Einführung

Auch wenn es seit 2005 in Österreich ein Gesundheitsqualitätsgesetz gibt, das die grundsätzlichen Qualitätsnormen für Gesundheitseinrichtungen vorgibt, ist die Befassung mit den Themen Qualitätssicherung und Qualitätsmanagement in Einrichtungen des Gesundheitswesens für Ärztinnen und Ärzte in Ausbildung bestenfalls ein Randthema. In den meisten Krankenhäusern sind die Aufgaben und Fragen zur Sicherung der Qualität der Gesundheitseinrichtung eigenen Abteilungen zugewiesen. Das medizinische Personal wird von Qualitätsthemen der Organisation gestreift, wenn Checklisten ausgefüllt, Dokumente erstellt, Audits vorbereitet oder neue Hygienevorgaben erfüllt werden müssen. Oder wenn etwas passiert ist, dessen Ursache in einer fehlenden Einhaltung von Qualitätsvorgaben vermutet oder gefunden wird.

Dennoch ist das Thema Qualität für Ärztinnen und Ärzte von vorrangiger Bedeutung, allerdings oft auf die rein ärztliche Leistungserbringung fokussiert. Hier ist jeder Person klar, dass höchster Wissenstand, Konzentration und Präzision Voraussetzung zur Erfüllung wissenschaftlicher und ethischer Prämissen sind. „Primum nil nocere" und „salus aegroti suprema lex" sind nur zwei der Leitsätze, die ärztliches Handeln begleiten. Grundsätze, die in Studium und postpromotioneller Ausbildung intensiv vermittelt werden.

Was im stationären Bereich dem Krankenhausträger auferlegt wird und dieser an mit der Qualitätssicherung und dem Qualitätsmanagement betraute Einrichtungen und Personen delegiert, wird in der eigenen Praxis Aufgabe der Führung, also der praxisführenden Ärztin oder des praxisführenden Arztes.

Plötzlich sieht man sich mit Begriffen wie Qualitätssicherung, Qualitätsmanagement, Qualitätsplanung, Struktur-, Prozess- und Ergebnisqualität konfrontiert.

Zudem erfährt man, dass es Qualitätskriterien für Arztpraxen gibt, die – in eine Qualitätssicherungsverordnung gegossen – verpflichtend einzuhalten sind. Sie werden alle fünf Jahre in einer sogenannten Selbstevaluation anhand vorgegebener Fragebögen von den Praxisinhabern/-inhaberinnen überprüft und müssen in allen Punkten erfüllt werden. Bleibt auch nur ein Mangel bestehen, dann ist dieser auszumerzen, damit die Praxisevaluation mit der Verleihung des Qualitätszertifikats abgeschlossen werden kann. Zehn Prozent der so selbstüberprüften Arztpraxen werden per Zufallsgenerator ausgewählt und durch Auditoren, den Qualitätssicherungsbeauftragten, vor Ort besucht. Sie überprüfen, ob die schriftlichen Angaben aus der Selbstevaluation auch stimmen.

Der gesamte Prozess der Qualitätsüberprüfung aller Arztpraxen, immerhin ca. 22.000 innerhalb von fünf Jahren, obliegt der Österreichischen Gesellschaft für Qualitätssicherung und Qualitätsmanagement ÖQMED, ein Tochterunternehmen der Österreichischen Ärztekammer (ÖÄK). Sie setzt den ärztegesetzlichen Auftrag zur Qualitätsüberprüfung aller Arztpraxen organisatorisch um.

Die inhaltlichen Kriterien, an denen die Erfüllung der Qualitätsvorgaben einer Arztpraxis gemessen wird, gibt ein Fachbeirat vor. In ihm erarbeiten Expertinnen und Experten, die von verschiedenen Institutionen, die Interessen im Gesundheitswesen vertreten, entsandt werden, einen Katalog mit Qualitätskriterien. Die Einhaltung der in der Qualitätssicherungsverordnung (QS-VO) zusammengefassten Kriterien stellte für jede praxisführende Ärztin und für jeden praxisführenden Arzt eine Berufspflicht dar.

2. Evaluierungskriterien der QS-VO 2023

- Patientenversorgung – Erreichbarkeit
- Räumlichkeiten
- Brandschutz, Gesundheit und Sicherheit der Arbeitsplätze
- Hygiene
- Notfallvorsorge – Notfallausstattung
- Arzneimittelverfügbarkeit und -qualität, Reagenzien
- Suchtgiftgebarung und Suchtgiftdokumentation

- medizinisches Verbrauchsmaterial
- apparative Ausstattung
- Laboruntersuchungen
- ärztliche Fortbildung
- Mitarbeitereinsatz
- Patientenhistorie und Dokumentation
- Befundverwaltung und Befundweiterleitung
- Patientenkommunikation und Patientenaufklärung
- interdisziplinäre Zusammenarbeit
- Zugang zur ärztlichen Behandlung und Diagnosestellung
- interne Kommunikation
- unerwünschte Ereignisse/Patientensicherheit
- Beschwerdemanagement
- Ausstattung
- Qualitätsmanagementaspekte

Bei Durchsicht dieser Liste erkennt man, dass die Grundlagen zur Erbringung von Qualität in einer Arztpraxis weit über die rein medizinisch-fachliche Qualität der handelnden Ärztinnen und Ärzte hinausgehen.

Qualität definiert sich nämlich als Grad der Erfüllung von Anforderungen, die an ein Produkt oder an eine Tätigkeit gestellt werden. Im Gesundheitsbereich sind dies gemäß Gesundheitsqualitätsgesetz die Erfüllung der Merkmale von patientinnen- und patientenorientierter, transparenter, effektiver und effizienter Erbringung der Gesundheitsleistung. Zudem ist die Qualität der Gesundheitsleistungen unter Berücksichtigung der Patientinnen- und Patientensicherheit zu erbringen. Die zentralen Anliegen sind die Optimierung von Strukturqualität, Prozessqualität und Ergebnisqualität.

3. Qualitätssicherung

Die Ärztinnen und Ärzte haben in ihren Ordinationen vorausschauende, systematische Maßnahmen zu setzen, die die Erfüllung der gesetzlichen Vorgaben ermöglichen. Diese Aufgabe nennt man Qualitätssicherung. Sie betrifft alle

Strukturen wie die Praxisräumlichkeiten, die Praxisausstattung, die Qualifikation von Ärztin oder Arzt wie auch von Mitarbeiterinnen und Mitarbeitern.

Um die Prozessqualität sicherzustellen und zu optimieren, müssen alle Abläufe in einer Praxis analysiert, organisiert, dokumentiert und bekannt gemacht sowie auch kontrolliert werden. Dabei wird der Hauptprozess in der Praxis, die Behandlung von Patientinnen und Patienten, aufgegliedert und in kleine Teilprozesse zerlegt und mit Hilfsprozessen ergänzt. Für alle Prozessabläufe müssen die Aufgaben dem Praxispersonal konkret zugeteilt, Verantwortlichkeiten festgelegt und Kontrollen geplant werden. Damit wird sichergestellt, dass von der Terminvereinbarung, der Patientenaufnahme, der Wartezeit über die eigentlichen Behandlungsprozesse bis zur Entlassung einer Patientin/eines Patienten ein strukturierter, abgesicherter Ablauf gewährleistet ist. Den Abschluss bildet die Messung der Ergebnisqualität etwa in der Erhebung der Patientenzufriedenheit oder verschiedener Indikatoren, die Rückschlüsse auf die Qualität zulassen. Qualitätssicherung ist kein statischer Prozess, der, einmal aufgesetzt, erledigt ist. Qualitätssicherung ist dynamisch und so umzusetzen, dass ein ständiger Verbesserungskreislauf im Gang gehalten wird.

4. Qualitätsmanagement

Da die Qualitätsarbeit die gesamte Praxis betrifft, ist auch ein die gesamte Organisation umfassendes Konzept zur Sicherstellung der Qualität, das sogenannte Qualitätsmanagement (QM), notwendig. Unter Qualitätsmanagement versteht man abgestimmte Tätigkeiten zum Leiten und Lenken einer Organisation bezüglich Qualität. Leiten und Lenken bezüglich Qualität umfassen üblicherweise das Festlegen der Qualitätsziele, die Qualitätsplanung, die Qualitätslenkung, die Qualitätssicherung und die Qualitätsverbesserung. Also eine umfassende Strategie zur Führung einer Arztpraxis, die darauf abzielt, die geforderte und erwartete Qualität der angebotenen Dienstleistung zu erreichen und kontinuierlich zu verbessern. Ein Qualitätsmanagementsystem (QM-System) ist ein vom Betreiber der Einrichtung erstelltes Regelwerk von Prinzipien und Normen zum Erreichen der Qualitätsziele. Es umfasst die Spielregeln, Standards, Prozesse zur Leistungserbringung, aber auch die Mess- und Bewertungssysteme zur Überwachung, Einhaltung und Steuerung der Abläufe. Viele Instrumente zur Qualitätssicherung sind schon aus der bisherigen ärztlichen Tätigkeit bekannt: EBM (Evidence-based Medicine) als Grundlage ärztlichen Handelns, Leitlinien, ärztliche Qualitätszirkel zum strukturierten fachlichen Austausch oder Fehleranalysen in CIRS-Systemen (Critical Incident Reporting System), um nur einige zu nennen.

Damit Unternehmensziele erreicht werden können, müssen sie zuerst definiert werden. Dazu ist Voraussetzung, dass die Praxisbetreiber in eine neue, ihnen noch unbekannte Rolle schlüpfen: die der Unternehmerin, des Unternehmers. Als erstes gilt es, ein Leitbild für das Unternehmen Arztpraxis zu entwickeln. Vision, Mission, Ziele, Philosophie und Selbstbild, Organisationskultur, Vorstellungen zur kurz-, mittel- und langfristigen Entwicklung sind Grundlagen jeder Unternehmensgründung. Überlegungen zu den eigenen Stärken und Schwächen, zu den Chancen und Gefahren, zu Strukturen, Prozessen, Mitarbeiterbedarf, deren Qualifikation, Auswahl und Einbindung in die Organisation ergänzen das bisher dominierende medizinische Denken.

5. Praxishandbuch

Empfehlenswert ist es, all diese Überlegungen von Beginn an in einem Praxishandbuch (Qualitätshandbuch) zusammenzufassen. Hier werden die Ziele festgehalten und die Abläufe in der Praxis, warum, wie und von wem sie gemacht werden, verschriftlicht. Ein Praxishandbuch entspricht dem QM-Handbuch des Unternehmens Arztpraxis. Es legt die konkreten Pläne zur Strategie und zur operativen Umsetzung dar, hält fest, wie die Qualitätsanforderungen, die Erfordernisse und Erwartungen von Patientinnen/Patienten, Gesellschaft und Gesetzgeber erfüllt werden. Im Praxishandbuch stellt die Führung der Ordination, also die Ärztin oder der Arzt, die Qualitätspolitik der Organisation mit ihren Wertvorstellungen und Qualitätszielen, den Aufbau der Organisation, die Prozesslandschaft der verschiedenen Abläufe und Verfahren sowie die Verantwortungen und Befugnisse dar. Ebenso wird der kontinuierliche Verbesserungsprozess beschrieben und werden die Maßnahmen zum Erreichen der angestrebten Ergebnisqualität festgelegt.

Aufbau und Inhalte eines Praxishandbuchs:

- Vorstellung der Organisation und Darlegung der Unternehmens- und Qualitätsziele sowie der Qualitätspolitik zur Erreichung der Ziele,
- Beschreibung der Strukturen wie Räumlichkeiten und Ausstattung,
- Organigramm,
- Übersicht und Beschreibung der angewandten Verfahren (Prozesslandschaft),
- Aufgliederung der Prozesse in Kernprozesse und Hilfsprozesse,
- Zuordnung der Verantwortlichkeiten und Befugnisse (Prozessverantwortliche),
- Schnittstellen – Wechselwirkungen von Prozessen innerhalb der Praxis und in der Zusammenarbeit nach außen,
- allgemeine Dokumente und Aufzeichnungen, die etwa als Vorgaben oder als Nachweise angelegt werden (Beispiele: Arbeits- und Prüfanweisungen, Verfahrensanweisungen, Ergebnisse von Patientenbefragungen, Aufzeichnungen über Fortbildungen, gesetzliche Vorgaben, Vertragsinhalte, Honorarordnungen, Checklisten und Vorlagen),
- verpflichtende Dokumente wie Gerätedatei, Bestandsverzeichnis, Verschwiegenheitserklärungen, Sicherheits- und Gesundheitsschutzdokumente,
- weitere hilfreiche Unterlagen für die Mitarbeiterinnen und Mitarbeiter in der Praxis wie Bedienungsanleitungen, Telefonverzeichnisse, Kontaktadressen oder allgemeine Informationen – von der Urlaubsplanung bis zu angekündigten Sperrmüllaktionen.

Die Form des Praxishandbuchs ist frei. Die Gestaltung des Inhalts und der Reihenfolge obliegt den Praxisinhabern/-inhaberinnen. Wird es elektronisch angelegt, ist die Möglichkeit der Aktualisierung einfach, bei einem Praxishandbuch in Papierform sollte auf diese Notwendigkeit geachtet werden. Inhalte können als Fließtexte, Diagramme, Fotos, Broschüren, freie Aufzeichnungen oder Sammlung von Aufzeichnungen geführt und durch einheitliche, standardisierte und genormte Dokumente ergänzt werden. Wichtig sind eine klare Systematik und Ordnung, damit die Informationen für die Mitarbeiterinnen und Mitarbeiter griffbereit und leicht zugänglich oder bei externen Anfragen prompt abrufbar sind. Wichtig ist auch, dass das Praxishandbuch als Grundlage eines systematischen Verbesserungsprozesses genutzt und für die regelmäßige Bewertung des Qualitätsmanagements der Praxis durch die Führung, das sind die Ärztin oder der Arzt, verwendet wird.

6. Qualitätsmanagement als Führungs- und Organisationsinstrument

Es gibt keine funktionierende Organisation ohne Qualitätsmanagement. Egal, ob das QM explizit erarbeitet und dargestellt wird oder ob es implizit entstanden ist. Das Qualitätsmanagement bildet auch die Grundlage zur Unternehmenskultur, der Art, wie eine Leistung erbracht wird, wie Führung und Mitarbeiterinnen bzw. Mitarbeiter miteinander umgehen, wie die Kommunikation mit Patientinnen und Patienten, deren Angehörigen und externen Partnern abläuft. Für diese Kultur, der Umsetzung des Leitbilds der Ordination, ist ebenfalls die Praxisführung verantwortlich.

Es gibt viele unterschiedliche, normengebundene, institutionalisierte, nationale oder internationale QM-Systeme. Sie werden zum Teil branchenspezifisch, aber auch branchenübergreifend angeboten. Zu den weit verbreiteten gehören ISO (International Organization for Standardization), EFQM (European Foundation of Quality Management), JCAHO (Joint Commission on Accreditation of Healthcare Organisations), KTQ (Kooperation für Transparenz und Qualität), EPA (Europäisches Praxisassessment), QEP – Qualität und Entwicklung in Praxen und ÖQM (Österreichisches Qualitätsmanagement). Die höchste Stufe des Qualitätsmanagements bildet das TQM (Total Quality Management).

Trotz des breiten Angebotes ist es sinnvoll, beim Aufbau einer Praxis mit einem individuellen, einrichtungsinternen QM-System zu beginnen. Wichtig ist dabei allerdings, die Mindestanforderungen an Qualitätsmanagementsysteme für den ambulanten/niedergelassenen Bereich zu berücksichtigen. Dazu gehören Punkte wie Struktur-, Prozess- und Ergebnisqualitätskriterien, die Patienten- und Mitarbeiterorientierung, die Transparenz der Leistungserbringung wie auch Vorkehrungen des Risikomanagements hinsichtlich der Patienten- und Mitarbeitersicherheit. Genauere Hinweise dazu lassen sich aus der Qualitätssicherungsverordnung ableiten. Wenn man deren Kriterien von Beginn an beachtet, wird man, auch wenn die QS-VO eher strukturlastig ist, ein akzeptables und lebbares QM-System implementieren und bei der gesetzlichen Praxisevaluation keine Überraschungen erleben.

Eine gute und kostenlose Hilfe beim Auf- und Ausbau eines QM-Systems für Arztpraxen findet man im ÖQM (Österreichisches Qualitätsmanagement), das von der ÖQMED angeboten wird. Es kann entweder zur Gänze übernommen oder nur durch die Verwendung einzelner Module an die Praxis angepasst werden. Zudem bietet ÖQM eine Vielzahl an Unterlagen und Dokumenten, die frei zugänglich genutzt und in das individuelle QM-System der Praxis eingebaut werden können.

Wie auch immer man sich entscheidet, wichtig ist bei der Praxisgründung das Qualitätsmanagement mitzudenken und zu erkennen, dass es ein grundlegendes Führungs- und Organisationselement des neuen Unternehmens darstellt. Wenn man seine Organisation an einem strukturierten Qualitätsmanagement ausrichtet, hat man die Grundlagen geschaffen, seine Unternehmensziele und damit auch seine Qualitätsziele zu erreichen.

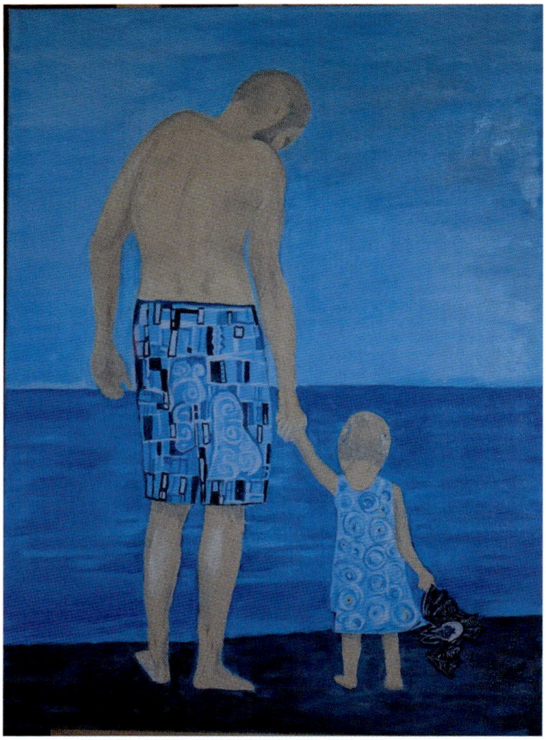

Maria-Luise Öhl

„Fledermaus", 2022
Öl auf Leinwand
80 x 60 cm

Beruf und Privates

Irene Lachawitz
Ordination und Kind: Die Geschichte einer Vereinbarkeit

Ordination und Kind: Die Geschichte einer Vereinbarkeit

Irene Lachawitz

Am 1. Juli 2003 eröffnete ich meine Ordination im 16. Bezirk in Wien – und am 2. Juli 2003 war mein Schwangerschaftstest positiv. Zwei meiner Herzenswünsche erfüllten sich gleichzeitig, das hatte ich natürlich so nicht geplant! Ich hatte zu diesem Zeitpunkt fünf Jahre lang auf eine Kassenstelle gewartet, sie schien unerreichbar, jahrelang war ich auf einem hohen Wartelistenplatz für eine Ordination gewesen, eine Reihungsnummer irgendwo zwischen 500 und 600. Ich hatte wenig Hoffnung auf eine Kassenordination gehabt – bis schließlich das Punktesystem bei den Bewerbungen eingeführt wurde. Ich bewarb ich mich und war sofort erstgereiht in einer Ordination in der Neulerchenfelderstraße.

Meiner Bewerbung war ein Gespräch mit der damals zuständigen Ärztekammermitarbeiterin vorausgegangen. Ich hatte sie um Rat gefragt. Ich wollte unbedingt eine eigene Ordination, und ich wollte ein Kind. Ich war 39 Jahre alt. Wie ließ sich das vereinbaren? Frau Köppel – ich nenne sie hier mit Namen, weil ich immer noch dankbar bin für ihre Worte damals – meinte zuversichtlich: „Kein Problem, Frau Doktor, bewerben Sie sich und wenn Sie schwanger werden, werden wir eine Lösung finden. Kinder gehören mit zum Schönsten im Leben, Ihren Kinderwunsch sollten Sie nicht hintanstellen." Wie aufmunternd! Sie erzählte mir von Kolleginnen in ähnlichen Situationen: „Wir finden auch für Sie eine Vertretung in der ersten Zeit!"

Mein Vorgänger wollte so schnell wie möglich in Pension gehen, hinterließ mir die Praxisräumlichkeiten wie sie waren, verlangte eine äußerst faire Ablösesumme, weil er nichts entrümpeln wollte. Ich ließ ausmalen, aber nicht viel renovieren, da mir klar war, dass ich in dieser abgewohnten Ordination im zweiten Stock ohne Lift nicht für immer bleiben würde. Ich hatte vor der Praxiseröffnung einige Wochen Zeit gehabt, das Nötigste zu organisieren: Praxisschild, Visitenkarten, ich hatte zwei IT-Spezialisten an der Hand, die mir bei der Auswahl von

Hard- und Software behilflich waren. Noch sehr wenig war damals übers Internet zu lösen, ich führte viele, viele Telefonate. Aber ich konnte einfach starten, es war alles, wenn auch sehr veraltet, vorhanden.

Als Assistentinnen konnte ich meine Mutter gewinnen, eine pensionierte AHS-Lehrerin, sowie eine Freundin, Sozialarbeiterin und gerade auf Jobsuche. Wir begannen noch mit Karteikarten zu arbeiten, alle Formulare und Rezepte wurden mit der Hand geschrieben, unglaublich umständlich war das Hantieren mit Karteikarten und Krankenscheinen. Unvorstellbar langsam ging das alles verglichen mit den Abläufen heute! Die Ordination meines Vorgängers war nicht groß gewesen und etliche Patientinnen und Patienten verloren sich, so wie bei jeder Ordinationsübernahme. Das gab uns Zeit, alles Administrative relativ stressfrei zu erlernen und ließ sich auch mit meiner Frühschwangerschaft gut unter einen Hut bringen.

Es war natürlich trotzdem zeitweise sehr anstrengend: Mir wurde jedes Mal übel, wenn ich das Haus betrat, in dem sich die Ordination befand, es war alt und muffig und ich musste an den Mülltonnen vorbei. Auch die Müdigkeit der ersten Schwangerschaftswochen setzte mir zu, zum Glück gab es ein Sofa, auf dem ich mich immer wieder ausruhen konnte.
Viele lange Abende verbrachte ich mit meinem IT-Spezialisten, um die Karteikarten in die Praxissoftware einzugeben, die elektronische Abrechnung wurde Pflicht.

Dann folgten Hochgefühl und Energie im zweiten Schwangerschaftsdrittel: Ich war überzeugt, dass ich bis zum Zeitpunkt der Entbindung arbeiten könnte. Davon rieten mir Freundinnen glücklicherweise ab. Und schließlich war ich froh, dass ich zu Beginn des Mutterschutzes bereits eine Vertretung gefunden hatte. Der Zufall wollte es, dass eine Turnusfreundin und ein Studienfreund zu dem Zeitpunkt auf (Zusatz)jobsuche und bereit waren, mich einige Monate zu vertreten.

Das war natürlich ein besonderes Glück: Ich wusste, dass sie verlässlich waren, nicht nach kürzester „kündigen" würden und dass ich mich auch fachlich absolut auf sie verlassen konnte – vor allem mein Freund war medizinisch deutlich erfahrener als ich damals. Ich hatte fünf Jahre lang nach meinem Spitalsturnus als Medizinjournalistin gearbeitet, gelegentlich vertreten und Nachtbereitschaftsdienste in Niederösterreich gemacht, war also wirklich allgemeinmedizinische Anfängerin.

An den formalen Ablauf kann ich mich nicht genau erinnern, ich glaube, es genügte, die Vertretung bei Ärztekammer und Krankenkassen zu melden.
Ich arbeitete also bis zu Beginn des Mutterschutzes und die ersten Monate nach der Geburt meiner Tochter waren gesichert, ich konnte beruhigt in „Karenz" gehen. Lediglich die Krankenkassenabrechnungen erledigte ich weiter selbst – und was an Organisatorischem anfiel und von meinem Vertreter bzw. meiner Vertreterin und den Assistentinnen nicht gelöst werden konnte. Meine Mutter unterstützte mich weiterhin in der Ordination und hielt mich am Laufenden – es lief alles ohne Schwierigkeiten.

Gegen Ende des ersten Lebensjahres meiner Tochter, als ich sie abgestillt hatte, kehrte ich tageweise in die Ordination zurück, zunächst zwei Tage, Halbtage eigentlich, die Ordination war immer noch überschaubar klein, wir wurden meist recht pünktlich fertig, die Nachfrage nach Hausbesuchen war gering. Bald kehrte ich vollständig in die Ordination zurück.

Das ging natürlich nicht ohne Unterstützung: Der Vater meiner Tochter nahm Väterkarenz und konnte als Freiberufler nebenher auch stundenweise arbeiten. Wir wohnten damals in Klosterneuburg. Da es in Niederösterreich für Zweijährige damals keine Kindergartenplätze gab, entschieden wir uns für einen Kindergarten in der Nähe der Ordination.

Das Pendeln mit Kleinkind zwischen Wien und Klosterneuburg erwies sich langfristig als sehr anstrengend, bis zu 45 Minuten pro Strecke zweimal täglich, egal ob mit Auto oder öffentlichen Verkehrsmitteln. Also suchten wir eine Wohnung in einem gut erreichbaren Umkreis von Ordination und Kindergarten und übersiedelten nach Wien. Mein täglicher Arbeitsweg betrug jetzt fünf Minuten zu Fuß. Es war eine unglaubliche Alltagserleichterung, eineinhalb Stunden Pendeln fielen täglich weg, alle unsere Wege konnten wir fortan zu Fuß erledigen. Wir entschieden uns später auch für eine Volksschule, die von Wohnung und

Ordination gut zu Fuß erreichbar war. Die gegenseitige Unterstützung durch andere Eltern fand ich enorm hilfreich im Alltag. Es gab immer jemanden, der die Kinder in die Schule begleitete, hilfreich war das vor allem an den Tagen, an denen ich um acht Uhr startete, alle wohnten – fast wie in einem Dorf – nahe beieinander. Ein Glücksfall, dass sich das alles so ergeben hatte, aber mein Tipp an alle jungen Kolleginnen und Kollegen: die Alltagswege im Auge behalten, Kindergarten und Schule idealerweise in Wohnnähe auswählen.

Im Jahr 2006 war die Ordination immer noch recht klein und ich machte mir Gedanken darüber, wie sie sich vor allem finanziell weiterentwickeln könnte. Ich war in neue Ordinationsräume übersiedelt, hatte einen weiteren Kredit aufgenommen. Also bewarb ich mich beim neu gegründete Ärzt*innenteam von *neunerhaus*: Sieben Stunden pro Woche zusätzlich, je zweieinhalb Stunden an zwei Vormittagen sowie eine Teamsitzung alle 14 Tage abends ließen sich zeitlich noch gut unterbringen. Meine Arbeitszeit – etwa 30 Stunden pro Woche – war auch nach schlaflosen Nächten mit einem erkrankten Kind noch ganz gut bewältigbar. Auch wenn das die anstrengendsten Zeiten in meiner Erinnerung sind: krankes Kind, selber krank, trotzdem in die Ordination.

Zwei Nachmittage in der Woche konnte ich mit meiner Tochter verbringen, an zwei Tagen holte sie ihr Vater von Kindergarten und später Schule ab. Es klappte alles gut, nicht zuletzt, weil der Vater meiner Tochter dank seiner geblockten Arbeitszeiten tatsächlich fünfzig Prozent der Betreuung übernahm und die Großeltern gut erreichbar und fit waren, auch wenn sie etwas außerhalb von Wien lebten.

Die Ärztinnen unter meinen Freundinnen mussten Kinderbetreuung oft mit Babysittern und Au-pair-Mädchen lösen, was zusätzliche Kosten verursacht, aber durchaus leicht leistbar ist in unserem Beruf. Auch nach der Trennung vom Vater meiner Tochter – sie war fünf Jahre alt – änderte sich an der Betreuungssituation nicht viel, glücklicherweise kooperierten wir als Eltern weiterhin sehr gut. Meine Tochter verbrachte etwa die Hälfte der Zeit bei ihm.

Meine finanzielle Situation änderte sich durch die Trennung zwar, Ordination und Umsätze wuchsen aber stetig. Nach einem kurz dauernden finanziellen

Einschnitt konnte ich sowohl Ordinations- als auch Wohnungskredit problemlos alleine weiterfinanzieren. Ordination und Tochter wuchsen quasi parallel: Der Arbeitsaufwand in der Ordination nahm zu, aber die Kinderbetreuung wurde einfacher. Wie viel Zeit man alleine dadurch gewinnt, wenn Kinder selbständig in die Schule und wieder nach Hause gehen können! Mit zunehmendem Alter können (und wollen!) Kinder immer längere Zeiten auch einmal alleine zu Hause bleiben, sie möchten ihre Freunde treffen, beieinander übernachten, „gewonnene" Zeit, in der man so Vieles erledigen kann.

Ich empfand meine Selbständigkeit immer als großen Vorteil: Ich bin meine eigene Chefin, kann entscheiden, wann ich was erledige, gestalte mein Arbeitsumfeld nach eigenen Vorstellungen und muss keine zeitraubenden Konflikte mit Chefs und Kollegen austragen. Die Urlaube kann ich frei einteilen, vor allem die Möglichkeit, ausreichend lange Erholungszeiten zu haben. Als die Arbeit in der Ordination mehr wurde, ließ ich mich immer wieder auch vertreten und hatte somit ganze freie Tage.

Wenn ich an einem schönen Sommertag mit meiner Tochter ins Schwimmbad wollte oder sie gemeinsam mit ihren Freundinnen von der Schule abholte, um einen gemütlichen Nachmittag am Spielplatz oder zu Hause zu verbummeln, dann tat ich das: Ich konnte nach Ordinationsschluss alles nicht Dringende liegen und stehen lassen und am nächsten Tag weiterarbeiten, ohne jemandem darüber Rechenschaft ablegen zu müssen! Das wäre in einem Anstellungsverhältnis nicht möglich und ich habe diese Tage mit den Kindern in allerschönster Erinnerung.

Viele meiner nicht ärztlichen Freundinnen beneideten mich, dass ich mir meine Arbeitstage nach den vier oder fünf Stunden Ordinationsöffnungszeiten so frei einteilen konnte. Sie hatten starre Arbeitszeiten mit acht oder mehr Stunden täglich, zudem standen unvorhergesehene Überstunden, das Einspringen für erkrankte Kolleginnen und Kollegen ebenso auf der Tagesordnung wie Dienstreisen oder endlose abendliche Firmenverpflichtungen.

Natürlich gab es Zeiten, in denen mir alles zu viel war und ich mich lieber nicht als Selbständige um alles kümmern hätte müssen: kaputte Geräte, Wasserrohrbrüche, EDV-Ausfälle, immer neue Herausforderungen im Ordinationsalltag, die es alleine zu lösen galt.

Wie schon erwähnt, war meine finanzielle Situation sorgenfrei, eine so wichtige Grundlage für gute Lebensqualität. Ich sehe eine Kassenordination als sichere Existenzgrundlage, ein Einkommen, so lange, wie man arbeiten möchte, keine Kündigung mit Mitte 50, weil man zu alt ist.

Die Versorgungslandschaft in der kassenärztlichen Allgemeinmedizin hat sich in den letzten 20 Jahren stark verändert und ist derzeit wohl im größten Umbruch seit langem. Immer weniger Ärztinnen und Ärzte müssen immer mehr Patientinnen und Patienten versorgen! In Wien gibt es weniger Allgemeinordinationen als noch vor 20 Jahren, während die Bevölkerung um mehr als 200.000 Menschen zunahm.

Wirklich kleine Ordinationen wie meine zu Beginn, die „gemütlich" mit den Kindern mitwachsen, wird es vielleicht kaum mehr geben können. Ich denke aber, dass sich auch bei mehr Arbeitsaufwand als ich es anfänglich hatte, Elternschaft und Kassenordination gut vereinbaren lassen.

Andererseits gibt es mehr Organisationsformen in der Primärversorgung als vor 20 Jahren: Lediglich „Jobsharing", und das begrenzt, stand als Option zur Verfügung. Es war und ist aber auch immer noch eine gute Möglichkeit, Arbeit und Betreuung von Kindern gut zu verbinden. Ob junge Eltern sich eher für Mitarbeit in Gruppenpraxen und PVEs entscheiden werden, wo sie ihre Arbeitszeiten ganz frei wählen können, wird die Zukunft zeigen.

Durch die wachsenden Möglichkeiten der IT ist es auch einfacher geworden, beispielsweise Organisatorisches zu Hause zu erledigen. „Homeoffice" mit Kindern ist nicht immer ideal, aber erlaubt doch größere Flexibilität. Schon meine Mutter musste einen Teil ihrer Arbeit zu Hause erledigen: Immer noch deutlich vor Augen habe ich das Bild von ihr, wie sie abends Hefte korrigierte, nachdem sie den Nachmittag mit uns Kindern verbracht und nebenher Haushaltstätigkeiten erledigt hatte. Aber sie empfand es immer als großen Vorteil, ab frühem Nachmittag zu Hause sein zu können.

Vereinbarkeit von Beruf und Kindern steht und fällt in jedem Beruf mit der Verfügbarkeit von Kinderbetreuung, seien es die Partnerinnen und Partner, Großeltern oder bezahlte Kindersitter.

Nach meiner Überzeugung können zwei Eigenschaften das Leben sehr erleichtern: der Mut zur „Imperfektion", also nicht dringende Dinge auch liegen lassen zu können, und die Bereitschaft zu delegieren. Vieles in der Ordination ist Aufgabe meiner Assistentinnen: Post, Ablage, Einkauf, Kassenabrechnungen, Telefonate und etliches mehr. Mit einem Augenzwinkern möchte ich ergänzen: Beide Eigenschaften erleichtern auch das Leben als Mutter enorm! Dass ich nicht die Einzige bin, die alles am besten kann, und auch einmal fünfe gerade sein lassen zu können, habe ich erst als Mutter gelernt!

Seit fast 15 Jahren ist meine Ordination auch Lehrpraxis: Die tatkräftige und energiegeladene Mitarbeit, das Wissen und die Ideen der jungen Kolleginnen und Kollegen haben viel frischen Wind in meinen Arbeitsalltag gebracht. Und ohne sie würde ich die Arbeit in der Ordination wohl kaum mehr alleine bewältigen.

Meine beiden „Babys" sind nun erwachsen, meine Tochter ist in ihrem Maturajahr und die Ordination ist sehr, sehr groß geworden. Es ist so viel mehr Arbeit als es je war. Aber ich merke, wie viele Ressourcen dafür durch den Wegfall von „Mutterarbeit" wieder frei werden.

Ob ich den Schritt in die Niederlassung wieder wagen würde? Auf jeden Fall! Meine Tochter beobachtet mich und fragt: „Was schreibst du da so lange, Mama?" „Über die Vereinbarkeit von Kassenärztin und Mutter. Wie war es für dich? Hattest du je das Gefühl, ich hätte zu wenig Zeit für dich gehabt?" „Nein, du warst eh immer da, und wenn nicht, war der Papa da. Das habt ihr gut gemacht."

Was für ein schönes Resümee!

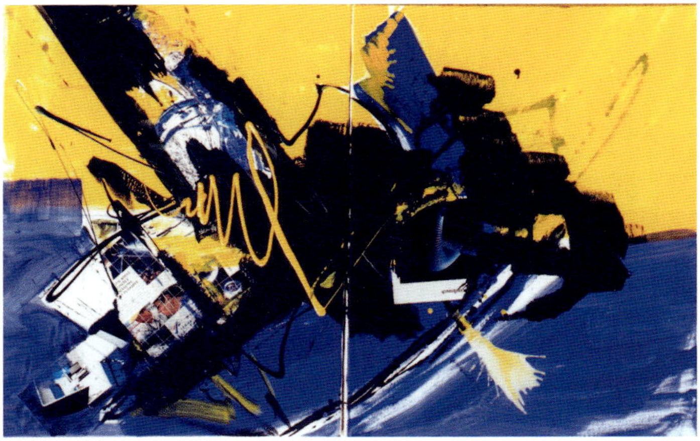

Uta Langer

„Entwicklung"(2-teilig), 1994
Acrylfarben und
Kollage auf Leinwand
100 x 160 cm

Hygiene

Stefan Mustafa
Hygiene in der Ordination

Hygiene in der Ordination

Stefan Mustafa

Die Erfüllung hygienischer Anforderungen an die Ordinationsstätte liegt in der Eigenverantwortlichkeit der Ärztin/des Arztes (ÄG §3(2); §55 (1)). Die Anforderungen an die Hygiene in einer Ordinationsstätte ergeben sich aus der Aufgabenstellung der Ordination, der Art der erbrachten Leistungen, der Patientenfrequenz und dem Gefährdungspotential besonderer Erkrankungen.

1. Räumliche Voraussetzungen

Unterschieden werden Räume mit regelmäßigem Patientenkontakt (Wartezimmer, Schalter/Empfang, Patienten-WC) und Behandlungsräume.
Alle Räume mit regelmäßigem Patientenkontakt sollen sauber, gut belüftet, ausreichend beleuchtet und aufgeräumt sein. Teppiche sind verboten (mit Ausnahme von Schmutzmatten im Eingangsbereich und Teppichböden in Audiometrieräumen), festinstallierte Leitungen sind unter Putz oder in geschlossenen Kabelkanälen zu führen.

Bei Einrichtungsgegenständen ist darauf zu achten, dass sie einfach zu reinigen und alle Oberflächen anlassbezogen desinfizierbar sind.
In den Behandlungsräumen muss der Fußboden (möglichst) fugenlos und flüssigkeitsdicht, leicht zu reinigen und desinfizierbar und ausreichend widerstandsfähig sein, auch die Wände müssen bis auf etwa zwei Meter Höhe leicht zu reinigen und zu desinfizieren sein. Es ist beim Waschbecken ein Warm- und Kaltwasseranschluss vorzusehen, zudem muss die Möglichkeit der Händedesinfektion bestehen. Pflanzen und Tiere (mit Ausnahme von Assistenzhunden) sind verboten.

Lagerräume für medizinische Güter und Hilfsmittel sollen gemäß den Produkterfordernissen trocken, staubgeschützt und entsprechend temperiert sein, damit die Lagerung von Arzneimitteln und Medizinprodukten nach Herstellerangaben (z.B. Arzneimittelkühlschrank) erfolgen kann.

Im Sanitärbereich sind Waschbecken, Seifenspender, Papierhandtücher und Abfallkorb vorzusehen, bei Verwendung durch das medizinische Personal ist zusätzlich ein händebedienungsfreier Händedesinfektionsmittelspender notwendig. Auf die optionale räumliche Trennung und Raumluftreinigung wird weiter unten kurz eingegangen.

2. Hygieneplan

Jede Gesundheitseinrichtung, also auch jede Arztpraxis, muss einen Hygieneplan erstellen. Der Hygieneplan setzt sich zusammen aus allen hygienerelevanten Standardarbeitsanweisungen (SAA), angepasst an das Leistungsangebot der Einrichtung. Im einfachsten Fall entspricht der Hygieneplan dem Reinigungs- und Desinfektionsplan. Jedenfalls müssen enthalten sein: SAA für Händehygiene, Reinigung von Räumen, Aufbereitung bzw. Entsorgung von Instrumenten und Intervalle für Hygieneprüfungen. Ein wichtiger Bestandteil ist auch die Dokumentation über Schulung und Durchführung.

2.1. Reinigungs- und Desinfektionsplan

Zwecks Übersichtlichkeit sollte dieser in Tabellenform nach dem Schema „WAS, WANN, WOMIT, WIE, WER" (Hygienetätigkeit, Erfordernis, Utensilien, Ablauf, ausführende Person) angelegt werden.

Reinigungs- und Desinfektionsmittel müssen namentlich korrekt genannt werden. Überprüfte und daher zulässige Desinfektionsmittel finden sich im Expertisenverzeichnis der Österreichischen Gesellschaft für Hygiene, Mikrobiologie und Präventivmedizin ÖGHMP (www.oeghmp.at). Die dort genannte Einwirkdauer ist zu beachten. Desinfektionsmittel, die nicht gelistet sind, dürfen nicht verwendet werden.

Ausgezeichnete Vorlagen für diverse hygienerelevante Pläne findet man unter https://www.oeqmed.at/hygiene/. Für die Erstellung oder die Überprüfung des Hygieneplans bietet es sich auch an, eine Fachärztin bzw. einen Facharzt für Hygiene und Mikrobiologie hinzuzuziehen.

Alle Hygienedokumente müssen den Namen der Arztpraxis, das Datum der Erstellung/Gültigkeit und die Versionsnummer (zur Unterscheidung von etwaigen ungültig gewordenen Vorversionen) beinhalten. Sie lassen sich gut in ein bestehendes Qualitätsmanagementsystem integrieren bzw. können ein erster Teil eines solchen sein.

2.2. Die fünf Momente der Händehygiene

Die fünf Momente der Händehygiene (also wann Händehygiene durchzuführen ist) sind im Praxisalltag zu beherzigen („primum non nocere"):

1. VOR jedem Patientenkontakt,
2. VOR aseptischen Tätigkeiten,
3. NACH Kontakt mit potenziell infektiösen Materialien,
4. NACH Kontakt mit Patientinnen und Patienten,
5. NACH Kontakt mit der unmittelbaren Patientenumgebung.

Sie basieren auf der etablierten Kenntnis der wesentlichen Infektionsquellen: Patientin/Patient (kolonisiert oder infiziert), unmittelbare Patientenumgebung, die gesamte Patientenzone in der Ordination (Schalter, Wartezone, Behandlungsraum) und verhindern iatrogene Schmierinfektion (Hände als Vektor).

2.3. Weitere Maßnahmen

Weitere Maßnahmen gegen Übertragung von Infektionskrankheiten in der Ordination neben Händehygiene, Reinigung und Desinfektion können sein:

- **Räumliche Trennung:** extra Eingang für infektiöse Patientinnen/Patienten (z.B. Kinder mit Ausschlag bei Kinderärztinnen/Kinderärzten).
- **Zeitliche Trennung:** eigene Terminvergabe für infektiöse Patientinnen/Patienten oder generell nur Terminordination.

- **Raumluft:** verpflichtender Mund-Nasen-Schutz (FFP2-Maske), lüften. Mobile Raumluftfiltersysteme können helfen, sind aber meist nicht anwendungsgeprüft. Bauliche Maßnahmen, um einen gerichteten Luftaustausch in der Ordination zu erzielen, können bei einer Neugründung/Umbau einbezogen werden, sind für Arztpraxen aber nicht generell vorgeschrieben.

3. Wichtige Begriffe

Aseptik: Maßnahmen zur Erzielung des Zustandes der vollständigen Keimfreiheit. Bezieht sich auf unbelebte Materialien. Verhindert die Kontamination und Infektion von Patientinnen/Patienten (z.B. chirurgische Operation).
Antiseptik: Maßnahmen zur Reduktion infektiöser Keime. Bezieht sich auf unbelebte Materialien und Wunden.
Sterilisation: Keimfreimachung (inkl. Sporen) von Materialien
Desinfektion: Keimreduktion um den Faktor 100.000 (10^5). Bezieht sich auf unbelebte Materialien wie Oberflächen und Stoffe sowie auch Hände und Haut (präoperativ). Eine Maßnahme der Antiseptik.

Nützliche Links/Quellen:
https://www.oeghmp.at
https://www.oeqmed.at/hygiene
https://www.wien.gv.at/gesundheit/strukturen/hygiene/
https://www.rki.de/DE/Content/Infekt/Krankenhaushygiene/Hinweise.html
https://www.sozialministerium.at/Themen/Gesundheit/Antimikrobielle-Resistenzen-und-Gesundheitssystem-assoziierte-Infektionen/Gesundheitssystem-assoziierte-Infektionen/Krankenhaushygiene-und-PROHYG.html

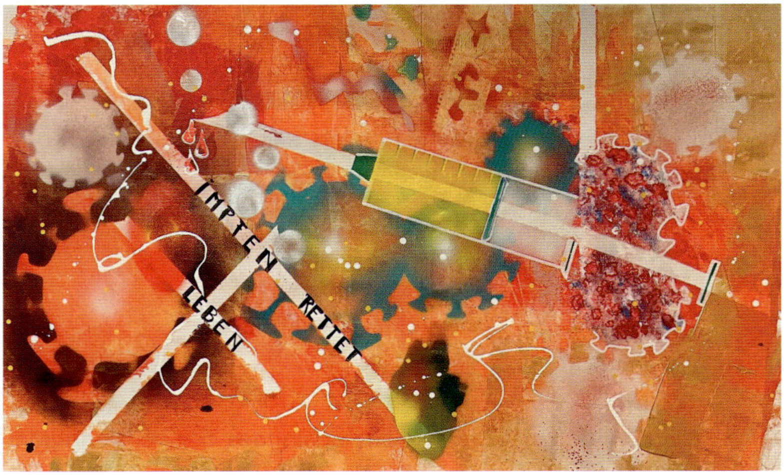

Peter Lechleitner

„Impfen rettet Leben“, 2021
Acryl auf Leinen
130 x 80 cm

Zusammenfassung und Reflexion

Bettina Ehrhardt-Felkl
Fazit

Fazit

Bettina Ehrhardt-Felkl

Nach der Lektüre der Beiträge in diesem Buch wird sich bei Ihnen möglicherweise ein zwiespältiges Gefühl eingestellt haben. Zum einen haben Sie sehr viel über die Freude am Beruf der niedergelassenen Allgemeinmedizinerin bzw. des niedergelassenen Allgemeinmediziners erfahren – gerne auch mit Kassenvertrag –, zum anderen wurden Ihnen aber auch die Startschwierigkeiten, aber auch die Arbeitsbelastungen und großen Herausforderungen nicht vorenthalten. Kurzum, es erwartet Sie ein Beruf, der viel Erfüllung bietet, aber auch viel von Ihnen fordert.

Manche mögen jetzt sagen: Das ist mir ehrlich gesagt zu anstrengend, zu kompliziert, da schaue ich mich lieber nach einem anderen Betätigungsfeld um. Vielleicht als Fachärztin bzw. Facharzt, vielleicht lediglich in einer Anstellung, um eine bessere Work-Life-Balance zu haben.

Es stimmt, Hausärztin bzw. Hausarzt ist mehr als ein Beruf, es ist eine Berufung. Aber eben eine sehr vielseitige, denn in keinem anderen Bereich der Medizin hat man die Möglichkeit, den Beruf so allumfassend zu erleben und zu praktizieren. Die Allgemeinmedizin, in naher Zukunft auch in den Rang einer Fachrichtung erhoben, ist im Regelfall die erste Anlaufstation der Patientinnen und Patienten, am Land oft auch die einzige wohnortnahe, und hier ist man als Gatekeeper in einer besonders hohen Verantwortung gegenüber den Menschen, die von uns Rat und Hilfe erwarten. Das darf man aber nicht grundsätzlich als Belastung, sondern sollte man als großartige Chance betrachten, Menschen helfen und das eigene Wissen und die berufliche Erfahrung stetig weiterentwickeln zu können.

Kaum ein anderer Beruf ist derart vielgestaltig und bietet ein so großes Betätigungsfeld. Und wer Medizin nicht ausschließlich als Vehikel zum Geldverdienen betrachtet, sondern als Berufung, findet gerade in der Allgemeinmedizin viele Herausforderungen und kann in der eigenen Praxis nicht nur seine medizinischen Kompetenzen stetig erweitern, sondern sich auch psychologisch, therapeutisch und schlussendlich auch menschlich beweisen.

In Zeiten, da zunehmend Medizinerinnen und Mediziner fehlen, erscheint es auf den ersten Blick vielleicht „wenig prickelnd", gerade dort tätig werden zu wollen, wo der Bedarf am größten und damit die Belastung am härtesten sein wird: als Hausärztin oder Hausarzt – vielleicht sogar noch im abgelegenen ländlichen Raum. Aber der erste Blick ist oft trügerisch, zumal es in unseren Zeiten eine noch nie dagewesene Fülle an Kooperationsmöglichkeiten gibt, um Belastungen so gut wie möglich abzufangen. Die vielfältigen Möglichkeiten einer ärztlichen Zusammenarbeit sind längst nicht ausgeschöpft und stellen gerade in „Krisengebieten" und in „Krisenzeiten" eine sehr gute Option dar, die Berufung gemeinsam mit engagierten Kolleginnen und Kollegen anzugehen. Nutzen Sie diese Modelle, auch wenn gerade der Anfang kein leichter sein wird. Aber dies ist er in vielen anderen Berufssparten auch nicht.

Als quasi schon „altgediente" Allgemeinmedizinerin und für dieses Buchprojekt gerne als Herausgeberin tätige Mitautorin rate ich Ihnen selbstverständlich dazu, den Sprung in die Niederlassung als Allgemeinmedizinerin bzw. Allgemeinmediziner zu wagen. Er ist anfangs mühsam, aber es lohnt sich. Sie werden in einem überdurchschnittlich hohen Maße Erfüllung und Freude in Ihrem Beruf erfahren, was Missstände und Widrigkeiten weit mehr als auszugleichen vermag. Und auch hier sei festgehalten: Sie werden in anderen Berufen ebenfalls nicht immer auf paradiesische Zustände treffen und auch dort mit stetigen Stressbelastungen zu kämpfen haben. Aber ob Sie im Gegenzug auch so viel Erfüllung finden, wie als niedergelassene Allgemeinmedizinerin bzw. niedergelassener Allgemeinmediziner, kann bezweifelt werden.

Sie haben eine gute Ausbildung erfahren, ein solides Fundament mitbekommen und auch praktische Erfahrungen sammeln können. All das sind gute bis sehr gute Voraussetzungen für diesen Beruf. Sie werden aber auch rasch feststellen, dass diese längst nicht ausreichen und Sie sich nach gutem Rat umschauen müssen. Medizinisch, weil Sie manches von dem, was sie tagtäglich sehen, in der Ausbildung nie vermittelt bekommen haben, vor allem aber auch wirtschaftlich, weil Sie mit Arbeitsrecht, Steuern & Co. bis dato vermutlich wenig zu tun gehabt haben. Das ist ernüchternd, aber alles lösbar. Das vorliegende Buch ist gerade für diese Dinge eine wichtige Erstinformation. So können Sie sich Fehler ersparen und mit einem soliden Plan das angehen, was Ihnen wirklich am Herzen liegt: die Arbeit mit und am Menschen.

Betrachten Sie die Autorinnen und Autoren in diesem Buch gerne auch als Ihr persönliches Netzwerk, das Sie je nach Bedarf kontaktieren können, um sich dort, wo aktuell vielleicht „der Schuh drückt", professionelle Hilfe holen zu können.

Ich wünsche Ihnen viel Erfolg und sehr viel Freude in Ihrem gewählten Beruf.

Ihre

Dr. Bettina Ehrhardt-Felkl

Autorinnen und Autoren

MR Dr. Bianca Bauer
Ärztin für Allgemeinmedizin
Ungargasse 4/1/5
1030 Wien
Mail: office@ordination-bauer.at
www.ordination-bauer.at

Erich Czermak
Segmentmanagement Small Business
Freie Berufe und Geschäftskunden
Bank Austria – Member of UniCredit
Rothschildplatz 1
1020 Wien
Mail: erich.czermak@unicreditgroup.at
www.bankaustria.at

Peter Döllmann
Architekt und Ziviltechniker mit Schwerpunkt Ordinationsplanung
DÖLLMANN Design + Architektur ZT GmbH
Werdertorgasse 12/1
1010 Wien
Mail: office@doellmann.at
www.doellmann.at/ordinationsplanung/

Dr. Bettina Ehrhardt-Felkl
Ärztin für Allgemeinmedizin
Rudolf-von-Alt-Platz 7/3
1030 Wien
Mail: gesundheit@ordination.or.at
www.ordination.or.at

Tina Jung, MBA
Steuerberaterin, Unternehmensberaterin
MEDplan Steuerberatung GmbH & Co KG
Steuerberatung und Unternehmensberatung für medizinische Berufe
Schönbrunner Straße 218–220/Stg. B/7. OG (U4-Center)
1120 Wien
Mail: tina.jung@medplan.at
www.medplan.at

Dr. Naghme Kamaleyan-Schmied
stellvertretende Obfrau der Bundeskurie der niedergelassenen Ärzte der Österreichischen Ärztekammer sowie der Kurie der niedergelassenen Ärzte der Ärztekammer für Wien
Ärztin für Allgemeinmedizin
Schenkendorfgasse 2/1/2–3
1210 Wien
Mail: office@gemeinsamgesund.at
www.gemeinsamgesund.at

Mag. Iris Kraft-Kinz
Steuerberaterin, Unternehmensberaterin, geschäftsführende Partnerin
MEDplan Steuerberatung GmbH & Co KG
Steuerberatung und Unternehmensberatung für medizinische Berufe
Schönbrunner Straße 218–220/Stg. B/7. OG (U4-Center)
1120 Wien
Mail: iris.kraft-kinz@medplan.at
www.medplan.at

Dr. Irene Lachawitz
Ärztin für Allgemeinmedizin
Neulerchenfelderstraße 14/6
1160 Wien
Mail: ordination@lachawitz.at
www.lachawitz.at

Doz. DDr. Stefan Mustafa
Facharzt für medizinische und chemische Labordiagnostik
Labor Dr. Mustafa
Ziehrerplatz 9
1030 Wien
Mail: office@labor-mustafa.at
www.labor-mustafa.at

Dr. Alireza Nouri
Arzt für Allgemeinmedizin
Hauptstraße 31/2
2351 Wiener Neudorf
Mail: arzt@dr-nouri.at
www.arzt-wienerneudorf.at

OMR Dr. Maria-Luise Öhl
Ärztin für Allgemeinmedizin
Khleslplatz 9/2
1120 Wien
Mail: mloe@aon.at
www.droehl.at

Dr. Maria-Luise Plank
Rechtsanwältin mit Schwerpunkten Pharmarecht, Medizinrecht u.a.
Gillhofer Plank Rechtsanwälte
Herrengasse 6–8/3/5
1010 Wien
Mail: office@gp-law.at
www.gp-law.at

Eva Pöschl
Geschäftsführerin
Sophia Pöschl
Prokuristin, Marketing
pöschlmed gmbh
Kaisergasse 14a
4020 Linz
Mail: office@poeschlmed.at
www.poeschlmed.at

Mag. Christoph Seidl
Geschäftsführer
MARKETINGKREATION
Baumeistergasse 96
1160 Wien
Mail: cs@marketingkreation.com
www.marketingkreation.com

KAD HR Doz. (FH) Dr. Lukas Stärker
Kammeramtsdirektor der Österreichischen Ärztekammer,
Laienrichter am OGH, Lehrbeauftragter u.a. an den Medizinischen
Universitäten Wien und Graz sowie an der Donau-Universität Krems
Weihburggasse 10–12
1010 Wien
Mail: l.staerker@aerztekammer.at
www.aerztekammer.at

Franz Starritz
Versicherungsmakler
NANKE & Partner Versicherungsmakler GmbH
Mariahilfer Straße 47/3/4/11
1060 Wien
Mail: f.starritz@nanke.at
www.versicherungskanzlei.co.at

Gerhard Stimac
Managementberatung und stv. Sprecher der Industrieplattform Medizinsoftwarehersteller im FEEI (www.feei.at)
2721 Bad Fischau
Mail: gerhard.stimac@stimac.at

Dr. Miriam Strauss
Medizinerin, Trainerin, Moderatorin und systemische Beraterin
Josef-Schöffel-Gasse 7
3400 Klosterneuburg
Mail: office@miriamstrauss.at
www.miriamstrauss.at

Mag. (FH) Gudrun Tockner
Human Ressources Consultant
Baumeistergasse 6/8
1160 Wien
Mail: gudrun@tockner.com
www.tockner.com

Dr. Artur Wechselberger
Arzt für Allgemeinmedizin
Speckbacher Straße 11
6020 Innsbruck
Mail: praxis@dr-wechselberger.at
www.dr-wechselberger.at

Mag. Dieter Welbich
Steuerberater und Wirtschaftsprüfer, Unternehmensberater
Baldinger und Partner Unternehmens- und Steuerberatung GmbH
Ferrogasse 35
1180 Wien
Mail: d.welbich@bup.at
www.bup.at

Register

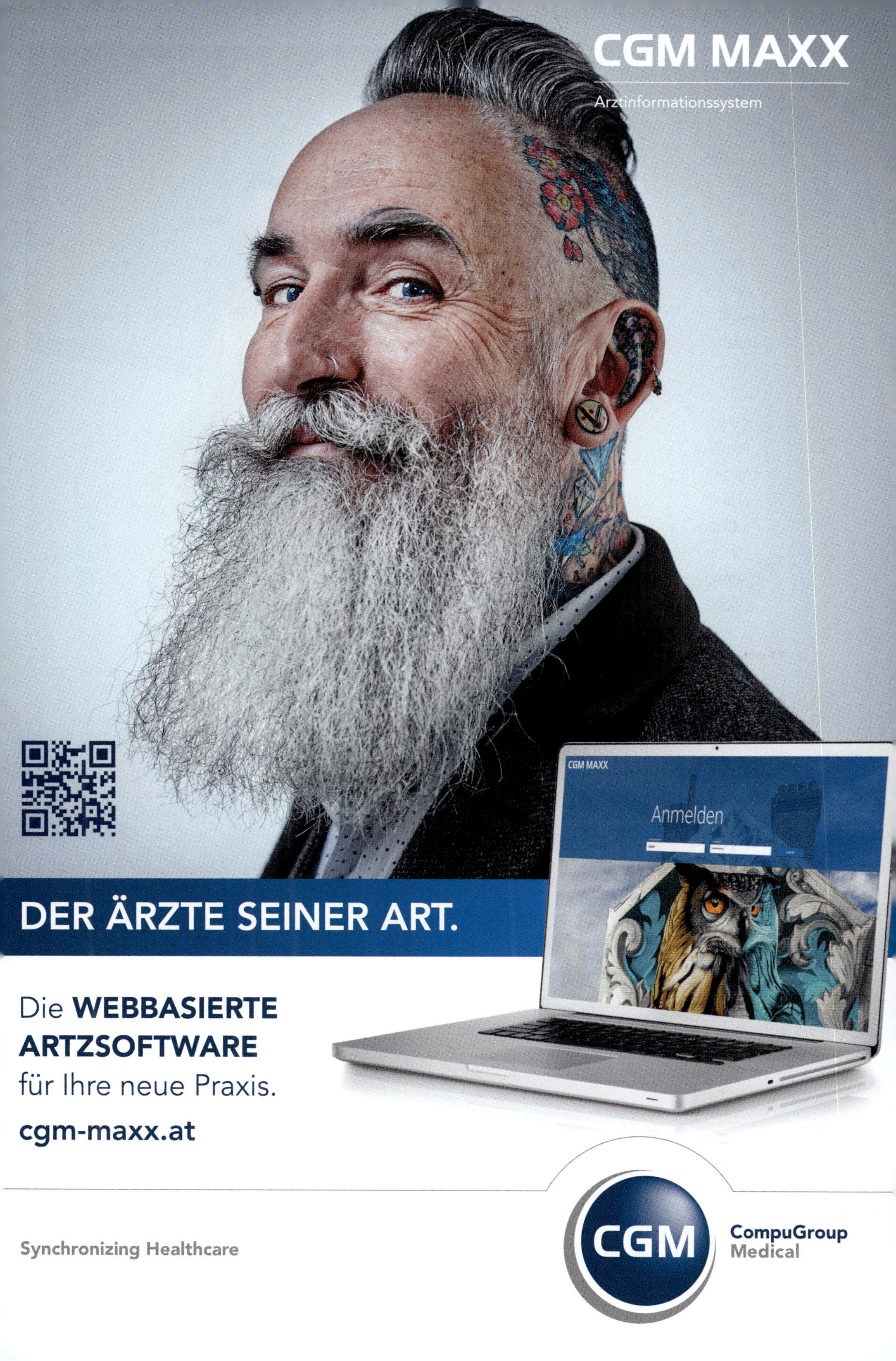
CGM MAXX
Arztinformationssystem
CGM MAXX
Anmelden
DER ÄRZTE SEINER ART.
Die WEBBASIERTE ARTZSOFTWARE für Ihre neue Praxis.
cgm-maxx.at
Synchronizing Healthcare
CGM
CompuGroup Medical

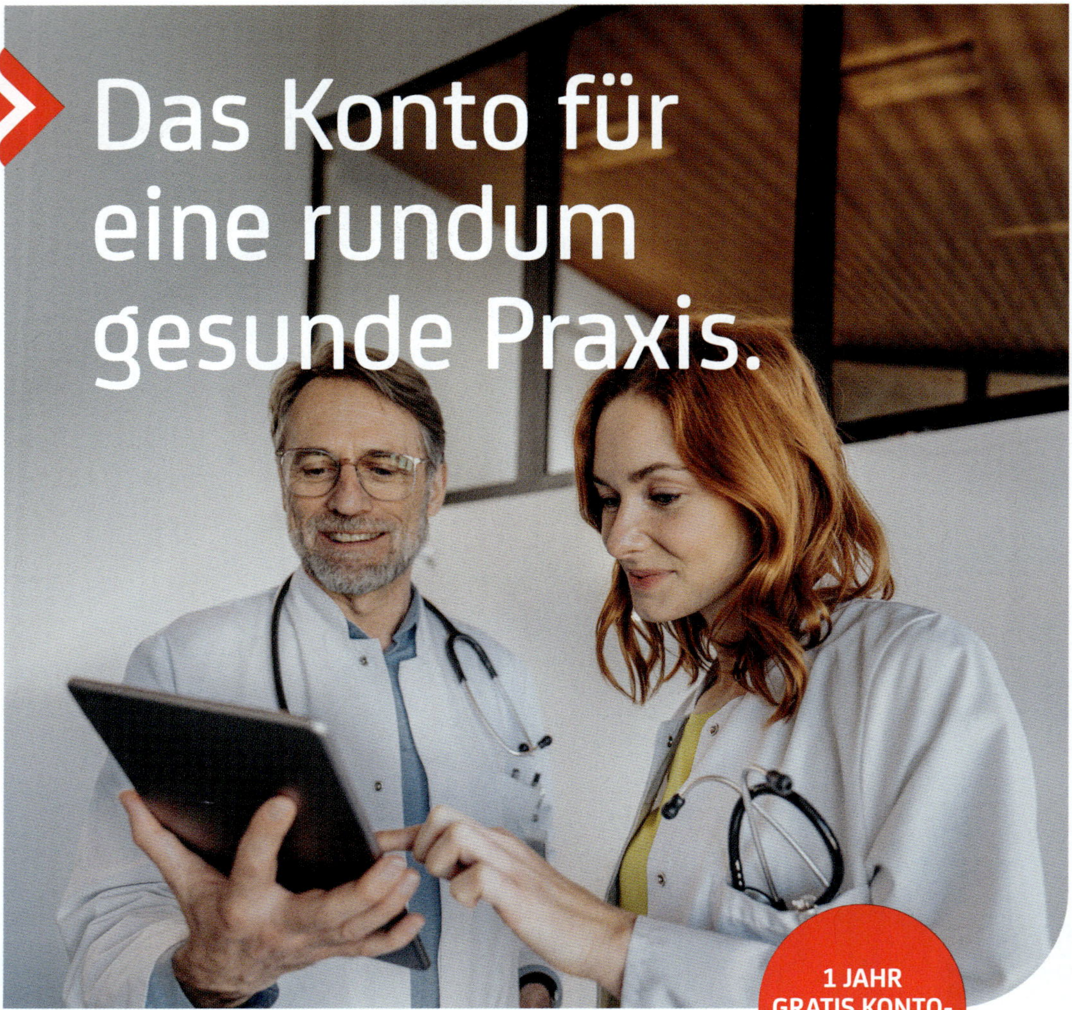

MEDKONTO

Das MedKonto ist eine wertvolle Hilfe für Ärzt:innen zur erfolgreichen Führung der eigenen Praxis: Damit haben Sie Finanzen und Liquidität stets im Griff. Und mit dem Ärzteservice außerdem Unterstützung bei der Planung Ihrer Vorhaben, fachspezifische Infos und optimale Finanzierungen.

Bank Austria
Member of UniCredit

bankaustria.at/firmenkunden-medkonto.jsp

---

*Speziell für Ärzt:innen. Angebot gültig für Kund:innen, die aktuell kein Bank Austria Firmenkonto haben. Das Kontoführungsentgelt entfällt im Quartal der Kontoeröffnung sowie den vier darauffolgenden Quartalen. Danach gelangt das vereinbarte Kontoführungsentgelt zur Verrechnung. Die detaillierten Entgelte zum GoGreen-Businesskonto und zum Konto4Business, welche als MedKonto gewählt werden können, finden Sie im Aushang für „Preise und Konditionen Inlandszahlungsverkehr" und „Kontoführung für Firmenkonten und Anderkonten in der Division Corporates".

Diese Marketingmitteilung wurde von der UniCredit Bank Austria AG, Rothschildplatz 1, 1020 Wien, erstellt. Stand: Juli 2023, Irrtum und Druckfehler vorbehalten.